Nizar DAOUSSI
Fayez SHTAYEH
Mahbouba FRIH-AYED

Acidente vascular cerebral isquémico na fase aguda

Nizar DAOUSSI
Fayez SHTAYEH
Mahbouba FRIH-AYED

Acidente vascular cerebral isquémico na fase aguda

Factores preditivos e mecanismos de deterioração neurológica

ScienciaScripts

Imprint
Any brand names and product names mentioned in this book are subject to trademark, brand or patent protection and are trademarks or registered trademarks of their respective holders. The use of brand names, product names, common names, trade names, product descriptions etc. even without a particular marking in this work is in no way to be construed to mean that such names may be regarded as unrestricted in respect of trademark and brand protection legislation and could thus be used by anyone.

Cover image: www.ingimage.com

This book is a translation from the original published under ISBN 978-620-6-71744-7.

Publisher:
Sciencia Scripts
is a trademark of
Dodo Books Indian Ocean Ltd. and OmniScriptum S.R.L publishing group

120 High Road, East Finchley, London, N2 9ED, United Kingdom
Str. Armeneasca 28/1, office 1, Chisinau MD-2012, Republic of Moldova, Europe
Printed at: see last page
ISBN: 978-620-7-89696-7

ÍNDICE

INTRODUÇÃO 2

MATERIAIS E MÉTODOS 4

RESULTADOS 10

DISCUSSÃO 36

CONCLUSÃO 65

INTRODUÇÃO

O acidente vascular cerebral isquémico é definido como o aparecimento súbito e duradouro de sinais neurológicos de origem presumivelmente vascular. Estes sinais resultam da interrupção do fluxo sanguíneo numa parte do cérebro, levando ao sofrimento e à necrose do tecido cerebral. Esta doença é uma das principais causas não traumáticas de morte e incapacidade em adultos em todo o mundo. (1). As suas consequências são muitas vezes devastadoras para a qualidade de vida do doente, devido à dependência física e ao declínio cognitivo que provoca. (2).

O tratamento adequado dos DALYs na fase aguda determina o prognóstico funcional e vital a curto, médio e longo prazo. Esta fase representa uma janela de oportunidade importante, durante a qual a aplicação urgente de medidas terapêuticas drásticas tem um impacto direto no resultado do doente. A deterioração neurológica durante esta fase é uma complicação frequente, registada em 2,2% a 37,5% dos casos de DALY (3) com uma tendência decrescente nos últimos anos, de acordo com uma meta-análise recente (4).

A deterioração neurológica precoce (PND) é definida como o agravamento dos sinais neurológicos clínicos, medidos pela pontuação NIHSS (Anexo), durante a fase aguda. Esta fase estende-se de algumas horas a alguns dias após o evento vascular índice (5). O DNP é um poderoso preditor de mau prognóstico a longo prazo (6)Pensa-se que vários mecanismos contribuem para a ocorrência desta complicação, tais como a progressão do AVC, a perda de circulação colateral, a recorrência do evento, o edema cerebral e a disseminação de trombos. (7)Inúmeros fatores preditivos de DNP têm sido relatados na literatura, incluindo parâmetros clínicos, biológicos e etiológicos. (8).

A identificação destes factores na nossa população permitir nos á identificar os doentes com elevado risco de DNP e desenvolver estratégias de prevenção e tratamento mais eficazes, contribuindo assim para uma melhoria significativa do prognóstico e da recuperação dos doentes com AVE (9).

Os objectivos do nosso estudo foram:

1- Identificar factores preditivos de DNP após um DALY.

2- Estudar os mecanismos desta complicação

MATERIAIS E MÉTODOS

1. Tipo de estudo

Trata-se de um estudo transversal, descritivo e analítico que inclui os doentes hospitalizados no serviço de neurologia do Hospital Universitário Fattouma Bourguiba de Monastir por DALY durante um período de 5 anos, de 1 de janeiro de 2018 a 31 de dezembro de 2022.

2. População estudada

Dividimos a nossa amostra em dois grupos, consoante a ocorrência ou não de DNP durante a fase aguda do DALY, após a aplicação dos seguintes critérios

➢ Critérios de inclusão :

Incluímos neste estudo os doentes que cumpriam os seguintes critérios

- Doentes hospitalizados com um DALY constituído por
- Doentes com um seguimento mínimo de 7 dias

➢ Critérios de exclusão :

- Internamento hospitalar superior a 48 horas após o início dos sintomas.
- Doentes com diagnóstico de ataque isquémico transitório (AIT)
- Dados de pontuação NIHSS em falta na admissão e no D7 do seguimento.

3. Definição de deterioração neurológica precoce

Definimos DNP como a ocorrência de novos sinais neurológicos ou agravamento de sinais pré-existentes, expressos como um incremento (Δ NIHSS) de dois pontos ou mais na pontuação NIHSS. Além disso, considerámos uma janela de 7 dias como critério temporal para a DNP, de modo a abranger a maioria dos mecanismos de deterioração descritos na literatura.

4. Recolha de dados

Os ficheiros foram pesquisados utilizando a codificação do serviço de neurologia do Hospital Universitário Fattouma Bourguiba de Monastir, com o código "Acidente vascular cerebral isquémico".

Recolhemos dados sócio-demográficos, clínicos, para-clínicos e de desenvolvimento a partir dos registos digitais dos pacientes hospitalizados.

Os principais dados recolhidos foram :

4.1. Dados anamnésticos :

Especificámos os dados de identificação dos doentes, como a idade de início do DALY, o sexo e a data de hospitalização, bem como os hábitos de vida, como o tabagismo e o consumo de álcool.

Foram também estudados os antecedentes patológicos pessoais, nomeadamente os factores de risco cardiovascular, como a hipertensão arterial, a diabetes, a dislipidemia, a cardiopatia rítmica e isquémica e o ataque isquémico transitório ou o AVC prévio.

Recolhemos dados cronológicos sobre o evento vascular, tais como a data e a hora de início de vários sintomas neurológicos, com pormenores sobre o modo de início, e o tempo decorrido entre o início dos sintomas e a admissão no serviço de neurologia.

®®®Recolhemos informações sobre os tratamentos efectuados antes do início do AVC, nomeadamente os antiplaquetários (Aspirina e Clopidogrel) e os anticoagulantes (Sintrom).

4.2. Dados do exame clínico

Estudámos os seguintes parâmetros clínicos:

- Sinais vitais: frequência cardíaca, tensão arterial sistólica e diastólica.

- Pontuação NIHSS na admissão, para avaliar a gravidade dos DALYs e durante a hospitalização até 7 dias.
- Sinais neurológicos: Os dados do exame neurológico foram cuidadosamente recolhidos, nomeadamente a presença de défices motores ou sensoriais, afasia de tipo preciso (Broca, Wernické, outra), disartria, sinais de negligência, hemianopsia lateral homónima, desvio ocular e presença de uma síndrome cerebelar.

4.3. Dados dos exames para-clínicos

4.3.1. Dados biológicos

Foram recolhidos os seguintes parâmetros:

- Hemograma: nível de hemoglobina, glóbulos brancos e plaquetas.
- Parâmetros de inflamação: velocidade de sedimentação e proteína C-reactiva.
- Dados de controlo glicémico: glicemia em jejum e hemoglobina glicada.
- Função renal e electrólitos: Ionograma sanguíneo, uraemia e creatininemia.
- Parâmetros do perfil lipídico: colesterol total, triglicéridos, LDL e HDL.

4.3.2. Dados de imagiologia cerebral

Recolhemos os dados imagiológicos cerebrais necessários para confirmar o diagnóstico de AVCI e para especificar o território vascular da isquémia.

- TC cerebral: Este exame foi efectuado sistematicamente em todos os doentes para excluir os diagnósticos diferenciais de AVCI e para avaliar o estado do parênquima cerebral, procurando a presença de edema cerebral, transformação hemorrágica, atrofia cortico-subcortical, leucoaritose, lacunas isquémicas antigas ou sequelas de isquémia cerebral antiga. No caso da DNP, este exame é sistematicamente repetido para identificar o mecanismo da deterioração.

- Ressonância magnética cerebral: é realizada em doentes jovens sem factores de risco vascular, para ajudar na investigação etiológica e na procura de sinais de isquémia recente, utilizando a sequência de difusão.

4.3.3. Dados de exames para fins etiológicos

- Ecografia Doppler do tronco supra-aórtico: Este exame é utilizado para detetar etiologias associadas ao grande tronco, como a estenose arterial ateromatosa e a dissecção dos vasos do pescoço.
- ECG, holter com ritmo de 24 horas e ecocardiograma cardíaco trans-torácico e trans-esofágico: Este conjunto de exames etiológicos paraclínicos cardiológicos detecta fontes potencialmente emboligénicas, como a presença de doença valvular, trombo cavitário ou sinais de isquémia miocárdica.
- Avaliação da trombofilia: As anomalias da coagulação sanguínea são investigadas através da medição das proteínas S e C, da mutação do fator V de Leiden e da antitrombina III. É também efectuado um estudo da vasculite: Inclui a pesquisa de vasculites inflamatórias (lúpus, síndrome dos anticorpos antifosfolípidos, síndrome de Dry, etc.). Este exame é efectuado principalmente em doentes jovens, na ausência de uma etiologia no exame de etiologia de primeira linha.

4.4. Tratamento

Estudámos as diferentes opções terapêuticas recomendadas para o rescaldo de um AVC. O tratamento farmacológico do AVC baseia-se na trombólise na fase aguda e na prevenção secundária a longo prazo. Os antiagregantes plaquetários são sistematicamente prescritos assim que o diagnóstico de AVC é confirmado. O ácido acetilsalicílico (Aspirina®) é o padrão de ouro, prescrito isoladamente ou em combinação com o clopidogrel (Plavix®). Para além dos agentes antiplaquetários, os anticoagulantes estão indicados na presença de doença cardíaca indutora de embolia ou de dissecção carotídea extracraniana. Este tratamento baseia-se na heparina de baixo peso molecular (HBPM) ou na heparina não fraccionada com retransmissão per os por acenocumarol (Sintrom®). As estatinas são utilizadas por rotina em todos os doentes no âmbito da prevenção secundária, com doses adaptadas aos parâmetros do perfil lipídico, em particular aos níveis de LDL. Em caso de edema cerebral secundário a DALYs extensos, são recomendadas soluções hipertónicas (Manitol®).

4.5. Evolução

A evolução do doente foi avaliada durante o internamento e, posteriormente, na consulta externa, uma semana após o internamento, se o tempo de permanência na enfermaria fosse inferior a uma semana. A pontuação NIHSS foi aplicada assim que o doente deu entrada no hospital e depois repetida todos os dias durante a permanência do doente na enfermaria.

Adoptámos como definição de DNP a perda de dois pontos na pontuação NIHSS durante os primeiros sete dias a partir da data de hospitalização. No grupo de doentes que cumpriam a definição de DNP identificámos o mecanismo responsável por esta complicação. Estes mecanismos foram classificados em 4 grupos principais, nomeadamente a recorrência do AVD em fase aguda, a transformação hemorrágica, o edema cerebral e a progressão do AVD. Estudámos também a ocorrência de complicações não neurológicas como a infeção (pneumonia, infeção do trato urinário), complicações tromboembólicas (trombose venosa, embolia pulmonar) e úlceras de pressão durante a fase aguda do AVC.

5. Análise estatística :

A análise estatística foi efectuada com recurso ao programa Statistical Package For Social Science (SPSS versão 22.0). A normalidade das diversas variáveis do estudo foi testada através dos testes de Kolmogorov-Smirnov e Shapiro-Wilk. As variáveis qualitativas foram resumidas por números absolutos e percentagens, enquanto as variáveis quantitativas foram descritas por médias com desvios-padrão ou medianas com intervalos interquartis, consoante a normalidade. O teste do Qui-quadrado (ou o teste exato de Fisher) e o teste T (ou o teste de Mann-Whitney) foram aplicados de acordo com o tipo de variáveis estudadas e com a distribuição normal ou não da amostra. A regressão logística binária foi utilizada para identificar os factores independentemente associados à ocorrência de DNP. A ocorrência de DNP foi considerada como a variável dependente. As variáveis explicativas introduzidas no modelo de análise multivariada foram aquelas significativas ao nível de 5%.

6. Pesquisa bibliográfica

A pesquisa bibliográfica foi realizada principalmente na ≪Science Direct≫,≪Springer≫ e nos motores de busca ≪Pubmed≫ e ≪Google Scholar ≫.

As principais palavras-chave utilizadas foram combinações das seguintes palavras:

≪Acidente vascular cerebral isquémico≫, ≪Deterioração neurológica precoce≫, ≪patogénese≫, ≪Acute≫, ≪prognosis≫, ≪Fatores de risco de AVC≫, ≪predictors≫, ≪mechanisms≫, ≪recurrence≫, ≪progression≫ e ≪outcome≫.

O Endnote X5 foi utilizado para processar as referências bibliográficas.

7. Considerações éticas

O nosso estudo foi efectuado em conformidade com as considerações éticas. Asseguramos a confidencialidade das informações dos pacientes, garantindo o seu anonimato durante todo o estudo. Os dados pessoais e médicos foram tratados de forma segura e confidencial, de acordo com a regulamentação em vigor. Os dados extraídos dos processos dos doentes foram utilizados exclusivamente para fins de investigação científica no âmbito deste estudo.

RESULTADOS

A- Estudo descritivo

Neste estudo, incluímos 489 pacientes hospitalizados por um evento de AVE. Estes doentes foram seleccionados após a exclusão de 62 doentes que não cumpriam os critérios de inclusão ou que tinham pelo menos um critério de exclusão (Figura 1). Os pacientes foram recolhidos no departamento de neurologia do Hospital Universitário Fattouma Bourguiba em Monastir durante um período de 5 anos, de 1 de janeiro de 2018 a 31 de dezembro de 2022.

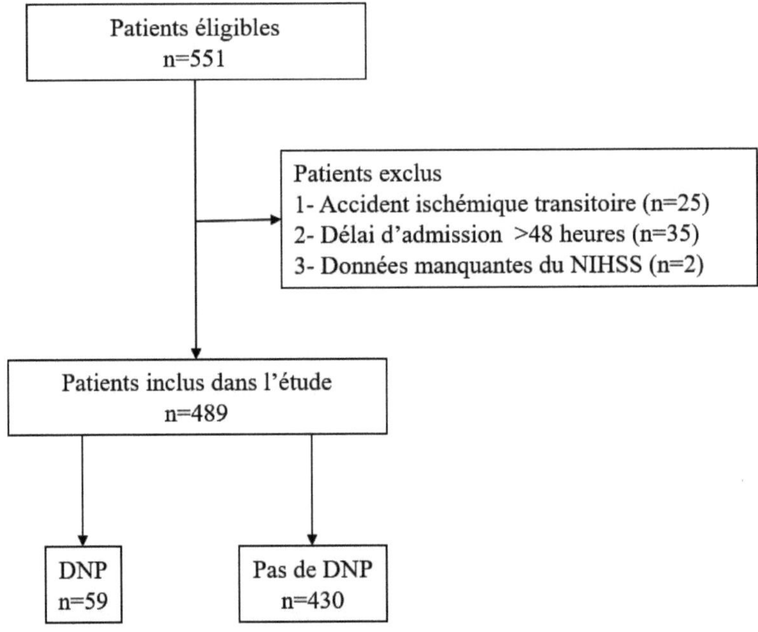

Figura 1Fluxograma dos pacientes que participaram no estudo

I. Características sócio-demográficas

1. Idade

A idade média da nossa população de estudo foi de 64,3 anos, com um desvio padrão de 11,8 e extremos de 24 e 90 anos. O pico de frequência registou-se entre os 60 e os 69 anos de idade. A distribuição etária da amostra revelou ainda que cerca de três quartos dos doentes (n=385; 78,7%) tinham idades compreendidas entre os 50 e os 79 anos (Figura 2).

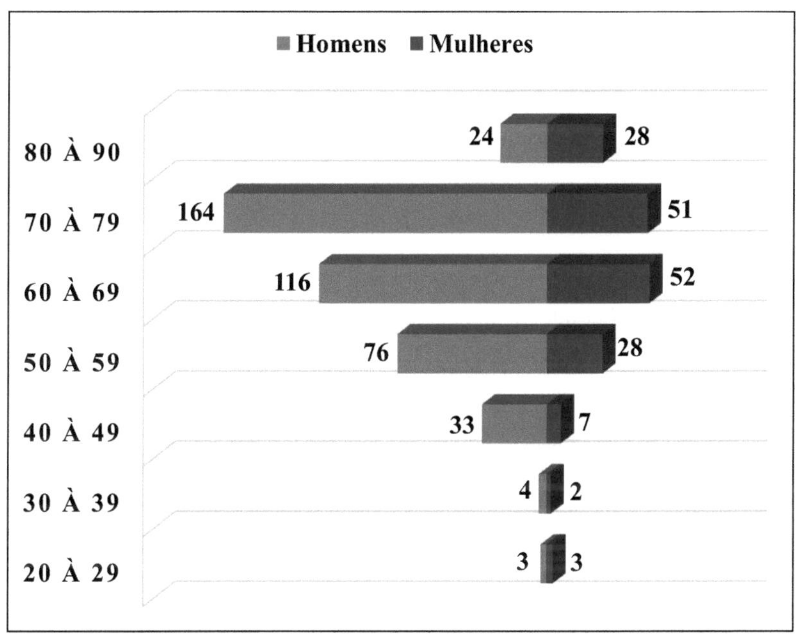

Figura 2Distribuição dos doentes por idade e género

2. Género

Sessenta e cinco por cento dos doentes eram do sexo masculino, com um rácio masculino/feminino de 1,86. Verificámos que o sexo masculino predominava em quase todos os grupos etários (Figura 2).

3. Fumar

O tabagismo ativo na altura do DALY foi referido por 165 doentes (33,7%), a maioria dos quais do sexo masculino (98,1%).

4. Alcoolismo

O consumo de bebidas alcoólicas foi registado em 25 doentes (5,1%). Estes doentes eram quase todos do sexo masculino.

II. Historial médico pessoal

1. Tensão arterial elevada

A presença de hipertensão arterial entre os antecedentes foi registada em 300 doentes (61,3%).

2. Diabetes

Metade da nossa população de estudo (n=244, 49,9%) tinha diabetes na altura do DALY, com predominância da diabetes não insulino-dependente (77,3%).

3. Dislipidemia

Cento e dezassete dos nossos doentes (23,9%) estavam a ser monitorizados para dislipidemia no momento do internamento para o DALY.

4. Doenças cardiovasculares

A história de doença cardíaca isquémica foi observada em 67 doentes (13,7%). Além disso, 67 (13,7%) dos nossos doentes estavam a ser monitorizados para um distúrbio do ritmo, como a fibrilhação auricular, 24 (35,8%) dos quais estavam a fazer terapêutica anticoagulante.

5. Eventos vasculares anteriores

A ocorrência de um AVE ou AIT antes do evento índice com um atraso superior a um mês foi registada em 73 (14,9%) e 14 (1,7%) doentes, respetivamente.

6. Distribuição dos factores de risco vascular

A Figura 3 mostra a distribuição dos vários factores de risco vascular. A hipertensão arterial (61,3%) é o FRD mais frequente, seguida da diabetes (49,9%), do tabagismo (33,7%) e da dislipidemia (23,9%).

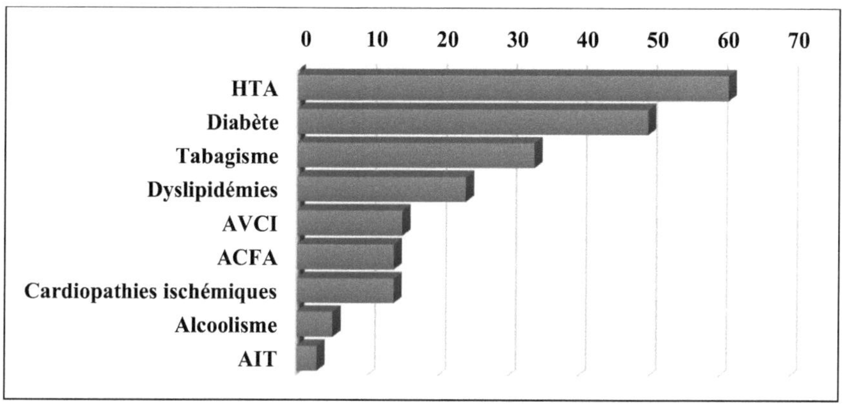

Figura 3Distribuição dos factores de risco vascular

Quarenta e seis dos nossos doentes (9,4%) não tinham factores de risco vascular, enquanto dois terços da população (65,8%) tinham pelo menos dois (Quadro I).

Mesa IDistribuição dos pacientes de acordo com o número de DRFs vasculares

Número de DRFs vasculares	0	1	2	3	>3
Número de trabalhadores (n)	46	121	129	110	83
Percentagem (%)	9,4	24,7	26,4	22,5	17

III. EXAME CLÍNICO Dados do exame clínico

1. Pontuação NIHSS

A mediana da pontuação NIHSS na admissão foi de 5 [IIQ=3-9] com extremos de 0 e 25. Um estudo da gravidade do AVC com base na pontuação NIHSS (Fig. 4) mostrou que 201 doentes (41,1%) tiveram um AVC ligeiro (NIHSS entre 0 e 4), 250 doentes (51,1%) tiveram um AVC moderado (NIHSS entre 5 e 15), enquanto 38 doentes (7,8%) tiveram um AVC grave (NIHSS>16).

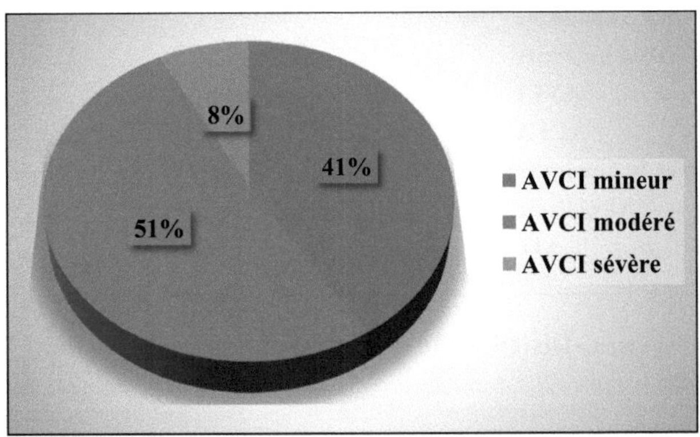

Figura 4Distribuição dos doentes de acordo com a gravidade do DALY

2. Pontuação GCS

Cinquenta e quatro dos nossos doentes (11%) apresentavam uma perturbação da consciência de grau variável à admissão, com uma pontuação GCS de 14 ou menos.

3. Tensão arterial

As médias das pressões arteriais sistólica e diastólica no momento do AVC foram, respetivamente, 146 ± 25 mmHg com extremos de 90 e 240 mmHg e 81 ± 13 mmHg com extremos de 50 e 140 mmHg. Trezentos e setenta e três pacientes (76,2%) tinham pressão arterial sistólica maior ou igual a 130 mmHg e/ou pressão arterial diastólica maior ou igual a 80 mmHg.

4. Frequência cardíaca

A frequência cardíaca média na nossa população de estudo foi de 80 b/min ±13 b/min com extremos de 50 e 150 b/min.

5. Sinais neurológicos

A análise das manifestações clínicas dos nossos doentes mostrou que o défice motor unilateral foi o sinal neurológico mais frequente. Este sinal foi identificado em 329 doentes (67,2%). As perturbações da fala, como a disartria (paralítica ou cerebelosa), foram registadas em 255 doentes (52,1%). As perturbações sensoriais hemicorporais foram identificadas em 204 doentes (41,7%). Cento e vinte e oito (26,1%) dos nossos doentes apresentavam afasia. Destes, 81 doentes (16,6%) tinham afasia de Broca, 14 doentes (2,9%) tinham afasia de Wernické e 33 (6,7%) tinham outros tipos de afasia. Sinais visuais, tais como hemianopsia lateral homónima, foram observados em 83 (17%) dos nossos doentes. A síndrome de negligência foi registada em 43 doentes (8,8%). Uma síndrome cerebelar foi registada em 32 doentes (6,5%).

Tabela IIDistribuição dos doentes por exame clínico

Características clínicas	Número de casos (n)	Percentagem (%)
GCS<15	54	11
Défice motor	329	67,2
Défice sensorial	204	41,7
Afasia	128	26,1
Broca	81	16,6
Wernické	14	2,9
Outros	33	6,7
Disartria	255	52,1
Negligência	43	8,8
Hemianopsia	83	17
Desvio ocular	33	6,7
Sd cerebelar	32	6,5

IV. Dados dos ensaios biológicos

Os dados biológicos são apresentados na Tabela II. [33]O nível médio de hemoglobina foi de 13,2 ± 1,9 g/dl com uma contagem média de plaquetas de 232,4 ± 87,6 x 10 /mm .

A hiperleucocitose e/ou a PCR elevada foram encontradas em 34,7% dos doentes. Uma infeção bacteriana documentada, quer pulmonar, urinária ou hematológica, foi registada em 27 doentes (5,5%).

A perturbação do equilíbrio glicémico com elevação da glicose plasmática em jejum e/ou aumento da hemoglobina glicada foi encontrada em 60,7% dos doentes. A osmolaridade média foi calculada em 233 doentes, com uma média de 289 ±9,5. A descompensação hiperosmolar hiperglicémica foi identificada em 20/233 doentes (8,5%).

O nível médio de colesterol LDL na população estudada foi de 2,62 ± 0,95 mmol/l.

A maioria dos nossos doentes (91,7%) tinha um nível inicial de LDL acima dos objectivos consensuais para a prevenção secundária (LDL > 1,4 mmol/l).

Tabela IIIResultados dos dados biológicos

Controlo biológico	Média	Desvio padrão
Glicose no sangue (mmol/l)	8,2	3,7
Hemoglobina glicada (%)	7,77	2,36
Creatinina (µmol/l)	84	49
Ureia (mmol/l)	6,22	3,17
Sódio (mmol/l)	137	4,1
Potássio (mmol/l)	4,12	0,55
Osmolaridade (mmol/l)	289	9,5
PCR (mg/l)	16	32
^{3}Glóbulos brancos (10 /mm3)	8,5	2,8
Hemoglobina (g/dl)	13,2	1,9
^{3}Plaquetas (10 /mm3)	232,4	87,6
Colesterol (mmol/l)	4,46	1,08
Triglicéridos (mmol/l)	1,66	0,93
LDL (mmol/l)	2,62	0,95
HDL (mmol/l)	1,07	0,3

V. Dados de imagiologia cerebral

Foram efectuadas tomografias computorizadas cerebrais em todos os indivíduos do estudo. Esta revelou sinais de AVC recente em 181 doentes (37%) e sinais precoces de isquémia em 98 doentes (20%). Este exame foi considerado normal ou mostrou sequelas antigas sem sinais de isquémia recente em 210 doentes (43%). Apenas 125 dos nossos doentes (25,5%) foram submetidos a RMN cerebral.

O estudo dos territórios arteriais afectados, com base nos dados imagiológicos cerebrais e na correlação clínico-radiológica (tabela III), mostrou que 347 doentes (71%) apresentavam um AVC no território carotídeo, 63 doentes (12,8%) no território vertebro-basilar, 13 doentes (2,7%) nos territórios juncionais, enquanto 66 doentes (13,5%) tinham sinais de isquémia em múltiplos territórios.

Tabela IVDistribuição dos pacientes de acordo com o território vascular do AVE

Territórios vasculares	Número de casos (n)	Percentagem (%)
Artéria cerebral média :		
Superficial	170	34,5
Profundo	68	14
Total	46	9,4
Artéria cerebral anterior	13	2,7
Artéria coroidal anterior	50	10,3
Artéria cerebral posterior	20	4,1
Território cerebelar	11	2,3
Tronco cerebral	32	6,6
Territórios de ligação	13	2,7
Vários territórios	66	13,5

VI. Diagnóstico etiológico

A avaliação etiológica efectuada durante o internamento e o seguimento incluiu a imagiologia dos troncos supra-aórticos com Doppler e/ou angioscanner dos vasos do pescoço e uma avaliação cardiológica para pesquisa de cardiopatia induzida por embolia e etiologias raras. Esta avaliação permitiu classificar as várias etiologias de acordo com a classificação TOAST (Figura 5).

De facto, 106 doentes (21,7%) tinham sido classificados como portadores de AVE de origem cardioembólica, 69 doentes (14,1%) tinham estenose de grandes vasos superior a 50% segundo a classificação NASCET e 142 doentes (29%) tinham AVE microangiopático. Outras etiologias, não classificadas acima, como a dissecção carotídea, foram retidas em 5 pacientes (2%). No entanto, a investigação etiológica foi inconclusiva num terço dos casos (n=166; 33,9%), a maioria dos quais foi considerada como AVC embólico de origem indeterminada (ESUS).

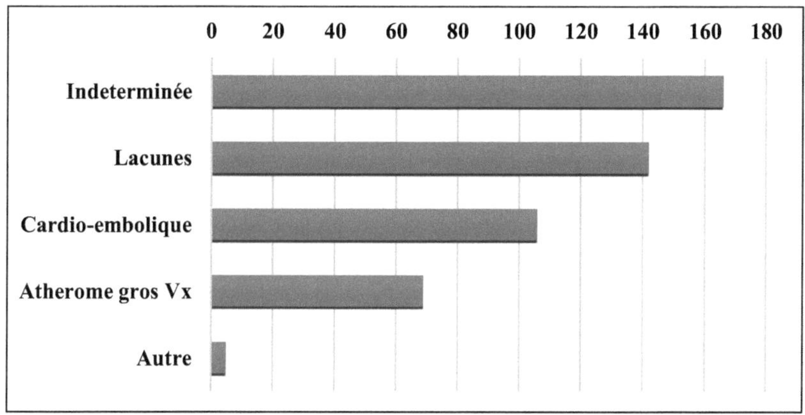

Figura 5Distribuição das etiologias de acordo com a classificação TOAST

VII. Tratamento

1. Trombólise intravenosa

O tratamento trombolítico com alteplase (Actilyse®) foi administrado aos doentes que se apresentaram dentro do período de 4,5 horas, após verificação de eventuais contra-indicações. De facto, 72 dos nossos doentes (14,7%) foram submetidos a trombólise (Quadro V).

2. Tratamentos antitrombóticos na fase aguda

Os agentes antiplaquetários foram prescritos como monoterapia ou em combinação em 460 doentes (94%). A monoterapia com ácido salicílico (Aspirina®) ou Clopidogrel (Plavix®) foi recomendada em 314 (64,2%) e 7 doentes (1,43%), respetivamente. A combinação Aspirina-Clopidogrel foi utilizada em 112 casos (22,9%). O clopidogrel em dose de ataque de 300 mg foi utilizado em 49 doentes (10%). Estas atitudes terapêuticas estão de acordo com as novas recomendações da AHA/ASA, nomeadamente no que respeita aos

DALYs menores.

O tratamento anticoagulante com Acenocumarol (Sintrom®) foi prescrito como monoterapia em 13 pacientes (2,6%) ou em combinação com Aspirina® em 26 pacientes (5,3%) ou com Aspirina e Clopidogrel em apenas um caso.

Dezasseis doentes (3,2%) não receberam tratamento antitrombótico na fase aguda devido ao elevado risco de hemorragia associado à identificação de transformação hemorrágica e/ou à presença de estigmas radiológicos de angiopatia amiloide.

3. Estatinas

Foram prescritas estatinas (Atorvastatina ou Rosuvastatina), em particular estatinas em doses elevadas, à maioria dos doentes (n=479; 98%).

4. Tratamento do edema cerebral

O tratamento do edema cerebral na fase aguda do AVC com soluções hiperosmóticas (Manitol®) foi prescrito em 24 doentes (4,9%) com monitorização rigorosa da função renal e dos electrólitos.

Mesa VTratamentos prescritos na fase aguda dos DALYs

Tratamento administrado	Número de trabalhadores (n)	Percentagem (%)
Trombólise intravenosa	72	14,7
Tratamento anti-trombótico		
Monoterapia		
Ácido salicílico	314	64,2
Clopidogrel	7	1,4
Acenocumarol	13	2,6
Politerapia		
Ácido salicílico e Clopidogrel	112	22,9
Ácido salicílico e acenocumarol	26	5,3
Ácido salicílico, Clopidogrel e Acenocumarol	1	0,2
Estatinas	479	98
Solução hiperosmolar (Manitol®)	24	4,9

VIII. Frequência do DNP

A ocorrência de DNP, tal como previamente definida no nosso trabalho (ΔNIHSS

= NIHSS inicial - NIHSS agravado), foi observada em 59 doentes, ou seja, 12,06% de todos os doentes incluídos no estudo. A maioria destes doentes (n=74, 84%) tinha perdido entre 2 e 4 pontos no score NIHSS (Fig. 6).

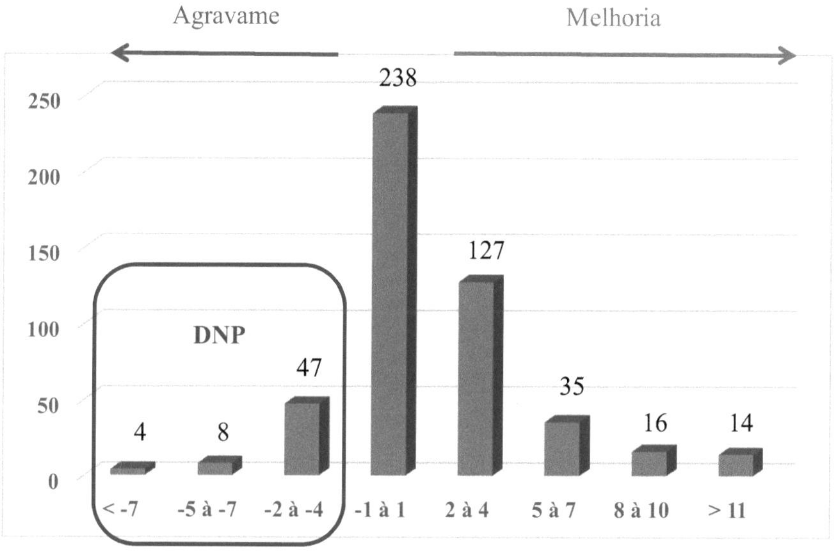

Figura 6Distribuição dos doentes por incremento da pontuação NIHSS (ΔNIHSS)

IX. Mecanismos do DNP

1. Recorrência do DALY

A recorrência do AVE na primeira semana do evento índice foi diagnosticada pelo agravamento dos sinais neurológicos iniciais ou pelo aparecimento de novos sinais correlacionados com a identificação de novas lesões isquémicas na TC cerebral de seguimento, realizada sistematicamente sempre que se verificava um agravamento clínico. Esta situação foi registada em 7/59 doentes (11,8%) (Fig. 7).

2. Edema cerebral

O aparecimento de edema cerebral acompanha frequentemente os acidentes vasculares cerebrais extensos, em particular no território carotídeo, e ocorre geralmente 48 a 72 horas após o acidente vascular cerebral. É confirmado por uma TAC cerebral de seguimento.

Dos 59 doentes que sofreram DNP, seis (10,2%) desenvolveram edema cerebral.

3. Transformação hemorrágica

O agravamento dos sinais neurológicos foi atribuído à ocorrência de transformação hemorrágica na imagiologia de seguimento em 6/59 doentes (10,2%) dos que tiveram um DNP.

4 Progressão do DALY

Considerámos como mecanismo a progressão nos doentes que apresentavam um agravamento dos sinais neurológicos iniciais com ou sem extensão da dimensão da lesão isquémica inicial e sem o aparecimento de novas lesões isquémicas nas imagens de seguimento. Esta situação verificou-se em 40 doentes (67%), distribuídos da seguinte forma: infeção documentada em 10 doentes, descompensação da diabetes em 6 doentes e crises epilépticas em 1 caso. Nos restantes doentes com DNP, não foi identificada qualquer causa.

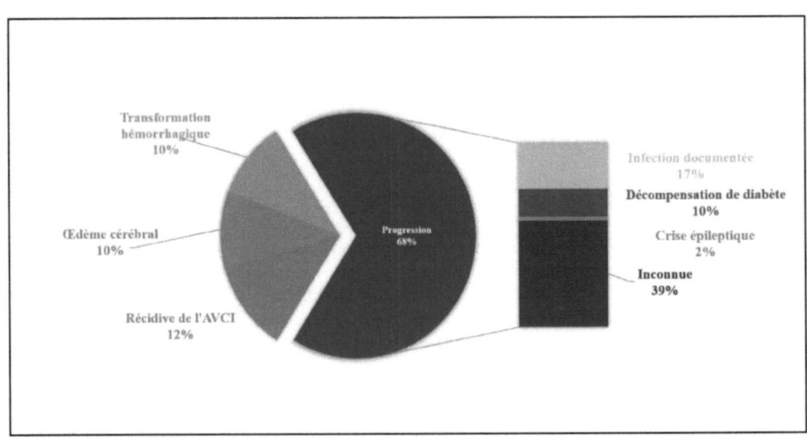

Figura 7Mecanismos de aparecimento da NPD

B. Estudo analítico

I. Análise univariada

Todas as variáveis incluídas no estudo e potencialmente relacionadas com a ocorrência de DNP foram introduzidas num modelo de análise univariada, comparando o grupo de indivíduos que sofreram DNP com o resto da população estudada.

1. Características sócio-demográficas

As características sócio-demográficas estudadas no nosso trabalho foram a idade, o sexo e os comportamentos aditivos de risco vascular (Quadro VI).

1.1. Idade

Os doentes com DPN tinham uma idade média mais elevada do que os doentes sem DPN (67,2 anos vs 63,9 anos). A diferença entre as médias de idade dos dois grupos foi significativa (p=0,04). Este facto indica uma correlação entre a idade mais avançada e o desenvolvimento de DPN após AVD (Tabela VI).

1.2. Género

Não houve diferença significativa na distribuição dos pacientes por sexo (Figura 8). Os doentes do sexo masculino predominaram em ambos os grupos (64,2% Vs 71,2%; p=0,29).

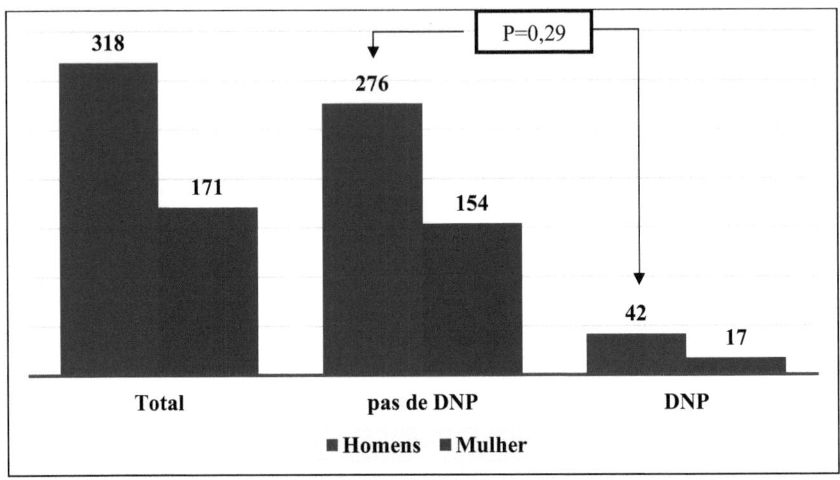

Figura 8Repartição de NPD por género

1.3. Fumar

O tabagismo foi maior nos doentes que não tinham tido DNP, sem diferença significativa (34,2% Vs 30,5%, p=0,575).

1.4. Alcoolismo

A frequência do consumo de bebidas alcoólicas foi comparável nos dois grupos, sem diferença significativa (5,1% Vs 5,1%, p=0,992).

Tabela VI Características sócio-demográficas de acordo com a ocorrência de DNP

	Total n=489		Não DNP n=430		DNP n=59		p
Idade	63,7	(±11,8)	63,9	(±11,7)	67,2	(±11,9)	**0,04**
Homens	318	(65%)	276	(64,2%)	42	(71,2%)	0,29
Mulheres	171	(35%)	154	(35,8%)	17	(28,8%)	-
Tabaco	165	(33,7%)	147	(34,2%)	18	(30,5%)	0,575
Álcool	25	(5,1%)	22	(5,1%)	3	(5,1%)	0,992

2. Historial médico pessoal

O estudo dos antecedentes pessoais dos doentes procurou patologias que pudessem contribuir para um aumento do risco cardiovascular e, consequentemente, influenciar o risco de desenvolvimento de NPP após AVC (Tabela VII).

2.1. Historial de hipertensão

A presença de hipertensão na história foi comparável nos dois grupos (61,2% Vs 62,7%; p=0,819).

2.2. Historial de diabetes

A história de diabetes foi ligeiramente superior no grupo de doentes sem DNP, sem diferença significativa (49,3% Vs 54,2%; p=0,477).

2.3. História de dislipidemia

A frequência de dislipidemia na história dos doentes foi comparável nos dois grupos (24,2% Vs 22%; p=0,716).

2.4. Historial de doenças cardiovasculares

A frequência de doença coronária nos antecedentes dos doentes foi ligeiramente superior no grupo de doentes sem DNP, com uma diferença estatisticamente não significativa (14% Vs 11,9%; p=0,662).

Por outro lado, a presença de ACFA na história foi ligeiramente superior no grupo de doentes com DNP, sem diferença significativa (15,3% Vs 13,5%; p=0,711).

2.5. Eventos vasculares anteriores

A frequência de antecedentes de AVE foi ligeiramente superior no grupo de doentes que apresentavam DPN, com uma diferença estatística não significativa (18,6% Vs 14,4%; p=0,393). Da mesma forma, não houve correlação entre a presença de AITs no passado e a ocorrência de DPN (p=0,48).

Tabela VIIDistribuição dos FDR vasculares de acordo com a ocorrência de DNP

	Total N=489 (n) (%)	Não DNP n=430 n (%)	DNP n=59 n (%)	p
Hipertensão	300 (61,3%)	263 (61,2%)	37 (62,7%)	0,819
Diabetes	244 (49,9%)	212 (49,3%)	32 (54,2%)	0,477
Dislipidemia	117 (23,9%)	104 (24,2%)	13 (22%)	0,716
Doença das artérias coronárias	67 (13,7%)	60 (14%)	7 (11,9%)	0,662
ACFA	67 (13,7%)	58 (13,5%)	9 (15,3%)	0,711
AVC	73 (14,9%)	62 (14,4%)	11 (18,6%)	0,393
AIT	14 (2,9%)	13 (3%)	1 (1,7%)	0,480

3. Dados do exame clínico

Comparando as médias da pressão arterial sistólica e diastólica e da frequência cardíaca entre os dois grupos, não encontramos diferença estatisticamente significativa (Tabela VII). Da mesma forma, a frequência de alteração de consciência (SGC<15) não foi estatisticamente diferente de acordo com a presença ou não de DNP (p=0,123). No entanto, a média da pontuação inicial do NIHSS no grupo DNP foi significativamente maior do que no resto da população (9,36±6,7 Vs 6,58±4,6; p=0,002).

A nossa análise demonstrou que, para além da afasia (p=0,521), a presença de sinais neurológicos corticais como a síndrome de negligência (p=0,018), a hemianopsia lateral homónima (p=0,015) e o desvio conjugado da cabeça e dos olhos (0,046) foi significativamente mais frequente no grupo de doentes que tinham tido um DNP (tabela VIII).

O estudo da distribuição dos doentes de acordo com a presença de um défice neurológico motor (p=0,911) ou sensorial (p=0,34) não revelou qualquer diferença estatisticamente significativa entre os dois grupos. Para além disso, a presença de uma síndrome cerebelar estava inversamente relacionada com a presença de DNP (p=0,023).

Tabela VIIISinais clínicos neurológicos de acordo com o início da DNP

	Total n=489	Não DNP n=430	DNP n=59	p
NIHSS inicial	6,95 (±5)	6,58 (±4,6)	9,63 (±6,7)	**0,002**
TAS	146 (±25)	145 (±25)	148 (±25)	0,486
TAD	81 (±13)	81 (±11)	80 (±11)	0,294
FC	80 (±13)	79 (±13)	80 (±15)	0,533
GCS<15	54 (11%)	44 (10,2%)	10 (16,9%)	0,123
Défice motor	329 (67,2%)	288 (67%)	41 (69,5%)	0,911
Défice sensorial	204 (41,7%)	176 (40,9%)	28 (47,5%)	0,340
Afasia	128 (26,1%)	113 (26,2%)	15 (25,4%)	
Broca	81 (16,6%)	69 (16%)	12 (20,3%)	0,521
Wernické	14 (2,9%)	13 (3%)	1 (1,7%)	
Outros	33 (6,7%)	31 (7,2%)	2 (3,4%)	
Disartria	255 (52,1%)	220 (51,2%)	35 (59,3%)	0,268
Negligência	43 (8,8%)	33 (7,7%)	10 (16,9%)	**0,018**
Hemianopsia	83 (17%)	66 (15,3%)	17 (28,8%)	**0,015**

Desvio ocular	33 (6,7%)	25 (5,8%)	8 (13,6%)	**0,046**
Sd cerebelar	32 (6,5%)	32 (7,4%)	0 (0%)	**0,023**

4. Dados dos ensaios biológicos

4.1. Contagem sanguínea

Ao comparar o nível médio de hemoglobina nos doentes com DALY com e sem DNP, não encontrámos qualquer diferença significativa (8,4 g/dl Vs 9,3 g/dl, p=0,725). [33]Do mesmo modo, a comparação da contagem média de plaquetas nos dois grupos não revelou qualquer diferença significativa (232,1x10 /mm3 Vs 235,1x10 /mm3; p=0,817).

[33]No entanto, a contagem média de glóbulos brancos foi mais elevada no grupo DNP do que no resto da população estudada, com uma diferença significativa (9,34x10 /mm3 Vs 8,4x10 /mm3; p=0,036).

4.2. Marcadores de inflamação

Os níveis médios de PCR eram significativamente mais elevados nos doentes que tinham sido submetidos a DNP (30 mg/l Vs 20 mg/l; p=0,01).

4.3. Níveis de glucose no sangue

Verificámos que a média da glicose plasmática em jejum na admissão era mais elevada nos doentes com NPP após DALY. Esta diferença foi estatisticamente significativa (9,22 mmol/l Vs 8,05 mmol/l; p=0,033). No entanto, a comparação dos níveis médios de hemoglobina glicada, reflectindo o controlo glicémico nos meses anteriores ao DALY, não diferiu entre os dois grupos (p=0,743).

4.4. Perfil lipídico

Os níveis médios de colesterol total, triglicéridos e LDL foram comparáveis nos dois grupos. No entanto, os níveis médios de HDL eram mais baixos nos doentes com DNP, com uma diferença estatisticamente significativa (0,99±0,27 mmol/l Vs 1,08±0,33 mmol/l; p=0,049).

Tabela IXCorrelação entre os dados biológicos e a ocorrência de DNP

	Total n=489		Não DNP n=430		DNP n=59		p
Glicose no sangue	8,2	(±3,7)	8,05	(±3,76)	9,22	(±3,11)	**0,033**
HBA1c	7,77	(±2,36)	7,79	(±2,43)	7,67	(±1,82)	0,743
Creatinina	84	(±49)	83	(±40)	96	(±93)	0,102
Ureia	6,22	(±3,17)	6,12	(±3,05)	7	(±3,92)	0,128
Na	137	(±4,1)	137	(±4)	137	(±3,9)	0,701
K	4,12	(±0,55)	4,12	(±0,53)	4,09	(±0,67)	0,759
PRC	16	(±32)	14,35	(±25)	32,18	(±62)	**0,01**
GB	8,5	(±2,8)	8,4	(±2,7)	9,3	(±3,2)	**0,036**
Hemoglobina	13,2	(±1,9)	13,3	(±1,9)	13,2	(±1,9)	0,725
Inserções	232,4	(±87,6)	232,1	(±88,6)	235,1	(±80,9)	0,817
Colesterol	4,46	(±1,08)	4,47	(±1,07)	4,35	(±1,18)	0,451
Triglicéridos	1,66	(±0,93)	1,66	(±0,87)	1,69	(±1,33)	0,801
LDL	2,62	(±0,95)	2,62	(±0,94)	2,65	(±1,05)	0,837
HDL	1,07	(±0,3)	1,08	(±0,33)	0,99	(±0,27)	**0,049**

5. Dados de imagiologia cerebral / territórios vasculares

O território superficial da artéria cerebral média (ACM) foi acometido em 12 pacientes (20,3%) dos que apresentaram DNP em comparação com 158 pacientes (36,7%) que não apresentaram essa complicação (Tabela X). Essa diferença foi estatisticamente significativa e inversamente relacionada à ocorrência de DPP. Por outro lado, a frequência de DALYs no território total da ACM foi muito superior nos doentes do grupo DNP em comparação com o resto da amostra (25,4% Vs 7,2%, p=0,013), com uma diferença significativa que indica uma forte ligação entre a ocorrência de DNP e esta topografia vascular. Da mesma forma, o envolvimento do território da artéria coroidal anterior (AChA) foi correlacionado com a ocorrência de DNP (18,6% Vs 9,1%; p=0,03).

A análise estatística dos restantes territórios vasculares não revelou qualquer diferença significativa em relação à ocorrência de DNP.

Mesa XCorrelações entre os territórios vasculares e a ocorrência de DNP

	Total N=489		Não DNP n=430		DNP n=59		P
	(n)	(%)	(n)	(%)	(n)	(%)	
ACM							
Superficial	170	34,5	158	36,7	12	20,3	**0,013**
Profundo	68	14	60	14	8	13,6	0,913
Total	46	9,4	31	7,2	15	25,4	**<0,001**
ACA	13	2,7	13	3	0	0	0,225
AChA	50	10,3	39	9,1	11	18,6	**0,03**
ACP	20	4,1	19	4,4	1	1,7	0,342
Cerebelo	11	2,3	11	2,6	0	0	0,265
Tronco cerebral	32	6,6	27	6,3	5	8,5	0,612
Juncional	13	2,7	10	2,3	3	5,1	0,267
Múltiplos	66	13,5	62	14,4	4	6,8	0,116

6. Diagnóstico etiológico

Comparámos as diferentes classes etiológicas, de acordo com a classificação TOAST, quanto à ocorrência ou não de NPP, de forma a identificar uma possível relação entre estas etiologias e a ocorrência desta complicação (Tabela XI). A nossa análise estatística mostrou que a presença de ateroma de grandes vasos (estenose arterial superior a 50% do lúmen do vaso) foi muito mais frequente nos doentes que apresentaram NPP após AVC, com uma diferença estatisticamente significativa (23,7% Vs 13%; p=0,028).

No entanto, não encontrámos correlação significativa entre a origem cardioembólica dos DALYs e a presença de DNP (20,3% Vs 21,9%; p=0,79). De igual modo, não encontrámos diferença significativa entre os dois grupos da amostra no que respeita à presença de lacunas (25,4% Vs 29%; p=0,514). Os DALYs de etiologia indeterminada distribuíram-se de forma homogénea entre os dois grupos, com um ligeiro aumento da sua frequência nos doentes sem DNP, sem correlação estatisticamente significativa (30,5% VS 34,4%; p=0,522).

Tabela XICorrelações entre as etiologias de DALYs e a ocorrência de DPN

	Total n=489		Não DNP n=430		DNP n=59		P
	(n)	(%)	(n)	(%)	(n)	(%)	
Cardio-embólico	106	21,7	94	21,9	12	20,3	0,79
Ateroma em Vx de grandes dimensões	69	14,1	56	13	14	23,7	**0,028**
Lacunas	142	29	127	29,5	15	25,4	0,514
Indeterminado	166	33,9	148	34,4	18	30,5	0,552
Outros	5	2	5	1,1	0	0	-

7. Tratamento

A utilização de trombólise intravenosa foi semelhante nos doentes com e sem DNP (Tabela XII). De facto, 13,6% dos doentes com DNP tinham sido submetidos a trombólise, contra 14,9% de trombólise na restante população estudada (p=0,788). O tratamento do edema cerebral com Manitol® foi significativamente correlacionado com a ocorrência de DNP (10,2% Vs 4,2%; p=0,046). Por outro lado, as diferentes modalidades terapêuticas prescritas no âmbito da prevenção secundária foram comparáveis nos dois grupos da amostra, com diferenças não significativas.

Tabela XIICorrelações entre os tratamentos prescritos e a ocorrência de DNP

	Total n=489		Não DNP n=430		DNP n=59		p
	(n)	(%)	(n)	(%)	(n)	(%)	
Trombólise intravenosa	72	14,7	64	14,9	8	13,6	0,788
Aspirina	453	89,8	400	93	53	89,8	0,379
Clopidogrel	120	24,5	110	25,6	10	16,9	0,148
Dose de carga Clopidogrel	47	9,6	39	9,1	8	13,6	0,273
HBPM preventiva	123	25,2	103	24	20	33,9	0,099
Manitol	24	4,9	18	4,2	6	10,2	**0,046**
Sintrom	41	8,4	36	8,4	5	8,5	0,979

8. Mecanismos de deterioração neurológica precoce

A análise estatística identificou uma forte correlação entre a recorrência precoce do evento vascular e a ocorrência de DNP. De facto, a taxa de recorrência durante a primeira semana do DALY foi de 11,9% no grupo DNP. No resto da amostra, esta taxa não ultrapassou 1,4% (p<0,001).

De igual modo, verificou-se uma diferença estatisticamente significativa na associação entre a transformação hemorrágica e a ocorrência de DNP. A presença de hemorragia nas imagens de seguimento foi observada em 10% dos casos de DNP, em comparação com 1,9% dos casos no resto da população estudada (p<0,001).

A ocorrência de edema cerebral nos primeiros dias após o AVE foi registada em 6/59 doentes (10,2%) no grupo DNP e apenas 4,2% nos restantes doentes (p=0,046).

Outros mecanismos plausíveis de NPP foram também significativamente correlacionados no estudo univariado, como a presença de infeção intercorrente documentada (p<0,001) e a descompensação hiperosmolar da diabetes (p=0,027). Por outro lado, não encontrámos qualquer associação significativa entre o desequilíbrio da pressão arterial, a deterioração da função renal, a presença de escara ou trombose venosa profunda e a ocorrência de DPN.

Tabela XIIICorrelações entre mecanismos plausíveis e a ocorrência de DNP

	Total n=489		Não DNP n=430		DNP n=59		p
	(n)	(%)	(n)	(%)	(n)	(%)	
Recidiva precoce	13	2,7	6	1,4	7	11,9	**<0,001**
Transformação hemorrágica	14	2,9	8	1,9	6	10,2	**<0,001**
Edema cerebral	24	4,9	18	4,2	6	10,2	**0,046**
Infeção documentada	27	5,5	17	4	10	16,9	**<0,001**
Descompensação da diabetes	20	4,1	14	3,2	6	10,2	**0,027**
Crises epilépticas	9	1,8	8	1,9	1	1,7	0,879
Função renal comprometida	50	10,2	43	10	7	11,9	0,658
TAS > 160 mmHg	165	33,7	141	32,8	24	40,6	0,312
Escara	1	0,2	1	0,2	0	0	0,786
Trombose venosa	2	0,4	1	0,2	1	1,7	0,098

II. Análise multivariada

1. Análise dos factores associados ao NPD

Entre as diferentes variáveis estudadas na análise univariada, quinze foram correlacionadas com a ocorrência de NPP durante o DALY. Estas variáveis foram introduzidas num modelo de regressão logística múltipla após eliminação dos factores de confusão. No final, apenas três variáveis se relacionaram de forma independente com a ocorrência de DPN (Quadro XIV).

Tabela XIVRegressão logística multivariada dos factores associados ao DNP

Variável	p	Rácio de probabilidade	IC 95%
Território da coroide anterior	0,002	**5,48**	1,91-15,8
Território florestal total	0,032	**4,11**	1,13-14,9

Ateroma de grandes vasos	0,012	**3,19**	1,28-7,91

A análise por regressão logística múltipla mostrou que o envolvimento do território da AChA (OR=5,84; IC 95%=1,91-15,8) e da ACM total (OR=4,11; IC 95%=1,13-14,9) foram factores associados independentes para a ocorrência de NPT, com um aumento de 4 a 5 vezes no risco desta complicação. De igual modo, os AVE de origem ateromatosa com placas estenosantes significativas (>50%) estão independentemente associados à ocorrência de PTN (OR=3,19; IC 95%=1,28-7,91).

2. Análise dos mecanismos de ação do DNP

Vários mecanismos de ocorrência da DNP apresentaram correlação estatisticamente significativa com esta complicação no estudo univariado (Tabela XIII). Entre estes mecanismos, aqueles que se mostraram significativos ao nível de 5% foram também introduzidos num segundo modelo de regressão logística binária, de modo a determinar aqueles que estavam independentemente envolvidos no desenvolvimento de DNP (Tabela XV).

Tabela XVRegressão logística multivariada de possíveis mecanismos de DNP

Mecanismo estudado	p	Rácio de probabilidade	IC 95%
Recorrência precoce do DALY	0,001	**23,2**	3,9-136,9
Infeção intercorrente	<0,001	**9,9**	2,9-33,8

Nossa análise mostrou que a recorrência precoce de AVE foi um mecanismo independente para o desenvolvimento de DNP (OR=23,2; IC 95%=3,9-136,9). A ocorrência de uma infeção documentada durante a fase aguda do AVE também representa um mecanismo explicativo independente para a DNP (OR=9,9; IC 95%=2,9-33,8).

DISCUSSÃO

A. Principais resultados

Neste estudo incluímos 489 doentes hospitalizados por DALY. A idade média foi de 64 anos (24 a 90 anos) com predominância do sexo masculino (rácio M/F=1,86). A incidência de DPN na nossa população foi de 12,06% (59/489 doentes).

A análise univariada mostrou que existia uma relação entre o início da DNP e a idade avançada (p=0,04), a gravidade dos sinais neurológicos estimados pela pontuação inicial no NIHSS (p=0,002), a ausência de uma síndrome cerebelar (p=0,023) ou de sinais neurológicos corticais como a síndrome de negligência (p=0,018) e a hemianopsia lateral homónima (p=0,015). Da mesma forma, vários parâmetros biológicos na fase aguda foram associados à ocorrência de DNP, como a glicemia em jejum (p=0,033), o aumento da PCR (p=0,01) e dos níveis de leucócitos (p=0,036), e a redução dos níveis de colesterol HDL (p=0,049). Entre os diferentes territórios vasculares, a identificação de isquémia no território superficial (p=0,013) ou total (p=0,001) da ACM, bem como no território da AChA (p=0,03), correlacionou-se com a ocorrência de DNP. A identificação de ateroma de grandes vasos (p=0,028) como etiologia do AVE foi estatisticamente associada à ocorrência de DNP.

O nosso estudo também descreveu os vários mecanismos plausíveis que poderiam explicar a ocorrência de DNP. De entre estes mecanismos, a recidiva precoce (p<0,001), a transformação hemorrágica (p<0,001), o edema cerebral (p=0,046), a presença de infeção documentada (p<0,001) e a descompensação hiperosmolar da diabetes (p=0,027) estiveram estatisticamente relacionados com a ocorrência de DNP.

A análise multivariada demonstrou que a isquémia no território AChA (OR=5,48; IC 95%=1,91-15,8), ou no território ACM total (OR=4,11; IC 95%=1,13-14,9), bem como a identificação de ateroma de grandes vasos (OR=3,19; IC 95%=1,28-7,91) foram factores independentes associados à DPN. Da mesma forma, esta análise concluiu que a recorrência precoce de AVD (OR=23,2; IC 95%=3,9-136) e a identificação de infeção intercorrente (OR=9,9; IC 95%=2,9-33) foram mecanismos independentes de PND.

B. Discussão da metodologia

I. Tipo de estudo

[ér]Este é um estudo retrospetivo descritivo e analítico de pacientes tratados intra-hospitalar para DALY no departamento de neurologia do Hospital Universitário Fattouma Bourguiba em Monastir, durante um período de 5 anos de 1 de janeiro de 2018 a 31 de dezembro de 2022. Este estudo permitiu-nos determinar a frequência de ocorrência de NPP após um AVC, bem como os factores associados a esta complicação. Também identificámos e analisámos os diferentes mecanismos da NPP.

II. Escolha da população

O nosso estudo teve como alvo os doentes internados num serviço especializado na gestão de DALYs, de forma a obter o maior número possível de dados anamnésicos, clínicos, para-clínicos e evolutivos em relação a esta patologia. Utilizámos o score NIHSS como forma de medir o agravamento neurológico. No entanto, a aplicação deste score coloca muitas vezes um problema de reprodutibilidade entre as diferentes pessoas que o podem aplicar, como enfermeiros, médicos de urgência e neurologistas. (10). Esta lacuna foi tida em conta na nossa população através da seleção de doentes cujo diagnóstico e seguimento foi efectuado por neurologistas com formação contínua na aplicação do score NIHSS ministrada pelos neurologistas seniores do serviço. Além disso, a utilização diária e sistemática do score NHISS na prática diária permitiu-nos detetar alterações subtis do estado neurológico dos doentes e identificar, entre outros, casos de DNP.

III. Pontos fortes e limitações do nosso estudo.

O tema do nosso estudo é uma complicação frequente e temida na prática diária que pode condicionar o prognóstico de DALYs. Este tema mantém-se atual devido à disparidade de resultados relativamente aos seus factores de risco e mecanismos exactos, bem como à existência de imperfeições nas medidas preventivas actuais. Por outro lado, a dimensão da amostra da nossa população permitiu-nos efetuar uma análise estatística adequada através da análise multivariada.

No entanto, o nosso estudo está sujeito a vieses, principalmente devido à sua natureza retrospetiva. Verificou-se um viés de informação resultante da ausência de dados ou da qualidade imprecisa de algumas das informações recolhidas. De facto, o nosso trabalho não teve em conta o estudo da pré-medicação prévia à realização da AVD, que poderia ter um impacto considerável na ocorrência de DNP. Além disso, a análise dos DNP no nosso estudo não teve em conta os subgrupos de acordo com a trombólise endovenosa, o que poderia interferir na evolução dos doentes após um AVC. Da mesma forma, a análise dos dados radiológicos limitou-se à precisão do território vascular sem estudar a dimensão das lesões isquémicas, uma vez que a maioria dos doentes é diagnosticada por TAC cerebral, que não fornece informação suficiente quando o AVC tem menos de 24 horas, como é o caso da maioria dos nossos doentes. Por fim, a natureza monocêntrica do nosso estudo representa também um fator limitativo, restringindo a extrapolação dos nossos resultados para outros centros que não hospitalizam sistematicamente DALYs na fase aguda.

C. Discussão dos resultados

I. Frequência da deterioração neurológica precoce

A incidência de DNP no nosso estudo foi de 12%. Definimos DNP como a perda de dois pontos na pontuação NIHSS durante os primeiros 7 dias após a hospitalização. Esta definição não está padronizada na literatura. Estudos anteriores aplicaram critérios variáveis para a avaliação clínica da deterioração e a janela de tempo para a DNP. Ainda com base na pontuação NIHSS, alguns autores definiram a DNP por um decréscimo de 4 pontos ou mais em relação a esta pontuação (11, 12) limitando assim o viés de medição. Outros autores (13) adaptaram uma definição baseada nos itens da pontuação NIHSS, definindo a DNP usando vários critérios ao mesmo tempo, como um decréscimo global de 2 pontos ou um único ponto em certos itens, como perturbação da consciência (1a, 1b e 1c) ou défice motor (5a, 5b, 6a ou 6b).

Siegler et al (14) compararam os diferentes pontos de corte da pontuação NIHSS na definição de DNP. Mostraram que o ponto de corte de 2 pontos foi o mais sensível em termos de mau prognóstico funcional e mortalidade intra-hospitalar. A definição que aplicámos foi a mais comummente utilizada na literatura (5, 15, 16)Garante a inclusão do maior número possível de casos de DNP, cobrindo assim todos os factores e mecanismos associados a esta complicação.

A frequência de DNP na nossa população foi semelhante à de estudos com a mesma metodologia, nomeadamente os que adoptaram a mesma definição de DNP. De facto, num estudo retrospetivo multicêntrico (17)que adoptou a mesma definição de DNP que a nossa, envolvendo 29.446 doentes, a frequência desta complicação foi de 14,6%. Relativamente aos autores que adaptaram a definição de DPP como um agravamento de ≥4 pontos do score NIHSS durante as primeiras 72 horas após o início do AVE, Chen et al. (18) relataram uma frequência de DNP de 17,9% num estudo prospetivo entre 268 pacientes incluídos no estudo. Outro estudo retrospetivo com uma amostra de 104 pacientes concluiu que 19,2% da sua população apresentou DNP (19). Definindo a DNP por um incremento de um ponto nos itens 1a, 1b ou 1c (nível de consciência), ou nos itens 5a, 5b, 6a ou 6b (défice motor) da pontuação NIHSS que ocorra nas primeiras 3 semanas após o evento índice, Kim et al. reportaram uma frequência de DNP na ordem dos 11% num grande estudo prospetivo de 14828 doentes consecutivos com AVE.

O Quadro XVI resume as publicações mais recentes que analisaram a frequência de ocorrência de DPN após o DALY.

Tabela XVIFrequência do DNP na literatura

Autor	Ano	Metodologia Do estudo	Incremento NIHSS	Janela tempo	Força de trabalho (n)	Frequência do DNP
Xu et al (15)	2023	Retrospetiva	2 pontos	7 dias	442	10%
Liu et al (20)	2022	Retrospetiva	2 pontos	7 dias	79	40,5%
Yinglin et al (21)	2023	Retrospetiva	2 pontos	7 dias	241	24,1%
Qiulong et al (22)	2022	Retrospetiva	2 pt ou 1 pt item5	7 dias	447	30,8%
Zhang et al (23)	2022	Previsão	2 pontos	7 dias	418	17%
Yue et al (24)	2022	Previsão	2 pontos	7 dias	1330	11,95%
Wang et al (25)	2022	Retrospetiva	2 pontos	7 dias	375	43,7%
Han et al (26)	2023	Retrospetiva	1 ponto	72 horas	267	14,2%
Bao et al (27)	2022	Previsão	2 pontos	72 horas	732	33%
Nam et al (28)	2023	Previsão	2 pt ou 1 pt item5	72 horas	1018	14,4%
Li et al (29)	2023	Previsão	2 pontos	72 horas	455	10,3%
Jang et al (30)	2023	Previsão	1 pt item5/item1	21 dias	492	20,7%
O nosso estudo	**2024**	**Retrospetiva**	**2 pontos**	**7 dias**	**489**	**12,06%**

II. Factores associados ao DNP

1. Factores sócio-demográficos

1.1. Idade

No nosso estudo, a idade dos doentes com DNP foi significativamente superior à do resto da população (67,2 anos vs 63,9 anos; p=0,04). Esta relação não foi confirmada na análise multivariada. Os nossos resultados foram semelhantes aos de vários estudos (31) mostrando que a idade dos doentes pode interferir com o DNP sem ser considerada como um fator independente ou principal. De facto, um estudo com 732 indivíduos com idade superior a 65 anos mostrou que mais de um terço deste grupo etário apresentava DNP (27).

1.2 Género

Não houve diferença significativa na distribuição dos doentes por género. Os doentes do sexo masculino predominaram em ambos os grupos (64,2% Vs 71,2%; p=0,29). Os nossos resultados estão de acordo com os de um estudo retrospetivo de um registo prospetivo de 4060 doentes, 54,8% dos quais eram homens (32). Não foi encontrada qualquer diferença significativa (p=0,408). Em contrapartida, um outro estudo prospetivo multicêntrico (33) que envolveu 2641 doentes, 40,9% dos quais eram mulheres, relatou que a incidência de NPD foi significativamente mais elevada nos doentes do sexo feminino (p=0,002).

1.3. O tabaco

No nosso estudo, o tabagismo ativo não foi um fator associado à DNP (p=0,575). Em consonância com os nossos resultados, vários estudos demonstraram que este fator não está necessariamente associado de forma significativa à ocorrência de DNP durante o DALY. Além disso, dois grandes estudos prospectivos multicêntricos com uma taxa de DNP próxima da nossa (14,1%) referiram que o tabagismo não estava significativamente associado à DNP (5, 34). Em contrapartida, Kim et al. verificaram que o tabagismo ativo estava associado ao

DNP na análise univariada, sem ser um preditor independente de END (35).

1.4. Álcool

A nossa análise não mostrou associação significativa entre a frequência de consumo de bebidas alcoólicas e a ocorrência de DNP (p=0,992). Vários estudos chegaram a conclusões semelhantes às nossas. Além disso, Liu et al (11) relataram uma frequência semelhante de consumo de álcool entre os pacientes do grupo DNP e o resto da população (17,7% vs. 17,3%; p=0,977).

Da mesma forma, outro estudo (36) comparando dois grupos de pacientes (com ou sem DNP) não mostrou correlação significativa entre o consumo de álcool e a ocorrência de DNP, com um valor de p=0,8.

2. Factores anamnésticos

2.1. Hipertensão

Em nosso estudo, não houve associação significativa entre história de hipertensão arterial e o desenvolvimento de DPP (p = 0,819).

Este resultado é coerente com o de um estudo (8) de 101 pacientes que não mostrou associação significativa entre hipertensão arterial e DPN (p=0,80). Em contraste, um grande estudo retrospetivo (11) envolvendo 9650 pacientes, concluiu que a hipertensão arterial estava significativamente associada à DNP (p < 0,001).

Do mesmo modo, Yan et al. (36) demonstraram num estudo prospetivo de 341 pacientes que uma história de hipertensão arterial estava significativamente associada ao aparecimento de DPN, particularmente no caso de pressão arterial sistólica elevada. Segundo os autores, esta relação é mediada pelo stress oxidativo.

2.2. Diabetes

A nossa análise estatística não identificou uma associação significativa entre a presença de diabetes e a ocorrência de DNP l (p=0,477). Este achado é consistente com vários estudos na literatura que demonstraram que a diabetes não influencia significativamente o risco de desenvolver DNP (22, 37, 38).

2.3. Dislipidemia

A frequência de dislipidemia nos antecedentes dos nossos doentes foi comparável nos dois grupos (24,2% Vs 22%, p=0,716). Numerosos estudos na literatura chegaram às mesmas conclusões que o nosso relativamente à história de dislipidemia e à sua relação com o DNP após AVE (39, 40).

2.4. Antecedentes cardiovasculares

No nosso estudo, a presença de uma história de doença arterial coronária ou de fibrilhação auricular não foi significativamente associada ao DNP. Este resultado é consistente com vários estudos que compararam a presença de doença arterial coronária (DAC) em pacientes que sofreram um DALY versus aqueles que não sofreram um DALY (8, 38, 41).

Da mesma forma, a presença de fibrilação atrial na história do paciente não foi associada ao DNP (p=0,087) no estudo realizado por Nam et al (42). Por outro lado, em uma análise retrospetiva de uma grande série de mais de 50.000 pacientes do SITS (43)uma história de fibrilhação auricular previamente conhecida na altura do AVD foi associada à ocorrência de DNP, embora não tenha sido considerada como um fator independente na análise multivariada deste estudo.

2.5. Eventos vasculares anteriores

Os eventos cerebrovasculares anteriores ao evento índice, incluindo AVC prévio (p=0,39) e AIT (p=0,4), não influenciaram o risco de DPN no nosso estudo. Este achado está de acordo com vários autores (34, 44) que demonstraram que estes eventos não tiveram impacto no risco de DNP. No entanto, a análise do SITS (43) mostrou uma correlação com DALYs (p=0,017) e AITs (p=0,03) se ocorridos nos 3 meses anteriores ao evento índice.

3. Factores clínicos

3.1. Gravidade clínica inicial

A pontuação média inicial do NIHSS no nosso estudo foi significativamente associada à DNP (p=0,002) na análise univariada. Entre outras coisas, os pacientes com um escore NIHSS mais alto tinham maior probabilidade de desenvolver essa complicação do que aqueles com um escore NIHSS mais baixo. Este resultado foi consistente com a literatura. De facto, Zhang et al. (45) demonstraram que a pontuação inicial do NIHSS era significativamente mais elevada (p<0,001) nos doentes com DNP, num total de 1060 indivíduos, dos quais 193 doentes (18,2%) apresentaram esta complicação. Da mesma forma, uma análise retrospetiva de uma amostra maior mostrou que uma pontuação inicial elevada no NIHSS estava independentemente associada (OR=6,8; IC 95%= 6,8-7,6) à ocorrência de DNP (11). Uma pontuação NIHSS de corte >8 foi relatada como um preditor independente de um risco cinco vezes maior de desenvolver NPP em pacientes com AVE (46).

3.2. Perturbações da consciência

A alteração da consciência (GSC<15) não foi estatisticamente associada ao DNP (p=0,123) no nosso estudo. Este resultado foi consistente com o de um estudo prospetivo (29) envolvendo 509 pacientes com 10,3% de casos de DNP, que mostrou que a alteração de consciência não foi associada a essa complicação (p=0,328). Por outro lado, Amer et al. (47) encontraram uma associação significativa entre uma GCS mediana de 12 e DNP (p=0,01).

3.3. Tensão arterial

No nosso estudo, as pressões sanguíneas sistólica e diastólica médias não foram correlacionadas com o desenvolvimento de DPN. Da mesma forma, Gong et al. (38) mostraram que a pressão arterial sistólica não estava significativamente correlacionada com a ocorrência de DPN (p=0,359). Por outro lado, a pressão arterial diastólica mostrou uma associação significativa com a ocorrência de DNP neste estudo (p=0,023).

Nos doentes trombolizados, as pressões arteriais sistólica e diastólica estiveram significativamente relacionadas de forma independente com a ocorrência de DPN (OR=2,6; IC 95%=1,5-3,3). No mesmo estudo (36)a faixa de pressão sistólica entre 140 e 149 mmHg apresentou o menor risco de desenvolvimento de NDP, com sensibilidade de 85,6%. Outro estudo recente (48) comparou os diferentes objectivos de pressão arterial e mostrou que o risco de DNP aumenta em paralelo com o aumento da pressão arterial na fase aguda. O odds ratio aumentou de 9,3 (95% CI=4,3-20,4) para um objetivo de PAS de 160 a 180 mmHg para 16 (95% CI=5,9-42,8) se a PAS excedesse 180 mmHg.

4. Factores biológicos

4.1. Controlo da glicemia

No nosso estudo, verificámos que o nível médio de glicemia em jejum na admissão foi significativamente mais elevado nos doentes com DPN após DALY (p=0,033). No entanto, a comparação dos níveis médios de hemoglobina glicada, reflectindo o controlo glicémico nos meses anteriores ao DALY, não diferiu entre os dois grupos (p=0,743).

Este resultado está de acordo com a maioria dos estudos na literatura. Lin et al. (26) mostraram que a glicémia em jejum e os níveis de hemoglobina glicada estavam significativamente associados à NPD. Em contrapartida, Lee et al. (49) relataram, num estudo com 178 doentes, que a HbA1c média não estava significativamente correlacionada com a DNP em DALY (p=0,196). O rácio glicemia/HbA1c é um indicador da hiperglicemia de stress que acompanha frequentemente a fase aguda dos DALY. Este rácio é um fator associado independente de DNP (50).

4.2. Função renal e electrólitos

A análise da função renal, incluindo os níveis de creatinina e ureia, bem como os electrólitos, não mostrou qualquer relação com o DNP no nosso estudo. Este facto é consistente com a literatura (51). No entanto, o rácio ácido úrico/creatinina foi considerado um preditor independente de DNP (21).

4.3. Sinais biológicos de infeção

A PCR e os níveis de glóbulos brancos foram associados ao desenvolvimento de DPN na nossa análise univariada, com valores de p de 0,01 e 0,036, respetivamente. Vários outros estudos (52) confirmaram esta relação estatística. Wang et al. (25) investigaram o estudo concomitante de vários indicadores da resposta inflamatória sistémica. Este estudo demonstrou que os níveis de PCR, o rácio neutrófilo/linfócito e os níveis de monócitos eram preditores independentes de DNP. Os autores deste estudo destacaram particularmente o efeito do índice de resposta inflamatória sistémica (SIRI), calculado a partir da contagem de neutrófilos multiplicada pelo rácio monócitos/linfócitos, como um preditor independente de DNP. Além disso, o rácio neutrófilos/linfócitos (53) está a atrair mais interesse na literatura como um indicador de DNP.

4.4. Componentes do perfil lipídico

Os níveis médios de colesterol total, triglicéridos e LDL no nosso estudo foram comparáveis nos dois grupos. No entanto, os níveis médios de HDL foram mais baixos nos doentes com DNP, com uma diferença estatisticamente significativa (p=0,049).

Tal como os nossos resultados, Ryu et al (54) demonstraram que o HDL baixo era o único preditor independente de DNP entre todos os parâmetros lipídicos. Um aumento dos níveis de triglicéridos foi associado a um risco cinco vezes maior de DNP, de acordo com uma meta-análise de 4 estudos prospectivos (55). Outro estudo que analisou especificamente os triglicéridos mostrou que não só um aumento dos triglicéridos estava associado à DPP, como também níveis baixos de triglicéridos. Os autores (56) concluíram que existia uma ligação em forma de J entre os níveis de triglicéridos e a DNP. Recentemente, novos marcadores lipídicos não tradicionais suscitaram um grande interesse no estudo do risco de DPP. O índice aterogénico plasmático (API) (57) calculado a partir da função logarítmica do rácio triglicéridos/HDL, foi um preditor independente de DNP (OR=3,2; IC 95%=1,4-7,1). Da mesma forma, o índice triglicérido-glicose (TyG), calculado a partir do logaritmo neperiano do produto dos níveis de triglicéridos multiplicados pela glicemia, desempenhou um papel importante na previsão da DNP (16).

4. Factores radiológicos associados ao DNP

4.1. Territórios vasculares

De entre os diferentes dados radiológicos possivelmente associados à DPN, o nosso estudo mostrou que a isquémia no território total da ACM (OR=4,11; IC 95%=1,13-14,9), bem como no território da AChA (OR=5,48; IC 95%=1,91-15,8), estavam independentemente associados à ocorrência de DPN. Num estudo que incluiu 38 casos de DALY no território total da AChA (58)^{3}a presença de lesões de grandes dimensões na sequência de difusão (DWI>89 cm) foi o preditor independente mais forte de DNP (OR=11; IC 95%=2,31-57,1). ^{3}O mesmo estudo demonstrou que o ponto de corte do volume da lesão de 89 cm tinha uma especificidade de 95,7% e uma sensibilidade de 85,7% na previsão de DNP. O timing do DNP em AVE no território total da ACM foi estudado numa revisão multicêntrica (59) que mostrou que mais de dois terços dos casos de DNP ocorrem 48 horas após o início do AVE. Como resultado, a ocorrência de edema cerebral com efeito de massa parece ser o mecanismo mais provável no caso de isquémia no território total da ACM.

A taxa de DNP no território AChA é particularmente elevada em comparação com outros territórios vasculares. Esta taxa pode atingir 60% nos enfartes da coroideia anterior com mais de 15 mm de dimensão (60). Nicolas Chausson et al. (61) relataram uma taxa de DNP de 46%, adoptando uma definição mais rigorosa de DNP com um incremento de 4 pontos na pontuação NIHSS durante os primeiros três dias de DVA. Estes dois últimos estudos demonstraram que o único fator preditivo de progressão neste território arterial foi um NIHSS inicial superior a 6. Os AVDs no território AChA (Figura 9) podem seguir um comportamento clínico particular denominado "síndrome de alerta capsular" descrito há muito tempo por Donnan et al. (62) e definido como um conjunto de "explosões" estereotipadas de défice sensório-motor que ocorrem durante 24 a 48 horas. O impacto da síndrome de alerta capsular no risco de DNP foi estudado numa publicação recente na

Neurology (63) que mostrou um risco muito elevado de deterioração durante a fase aguda (OR=7; p<0,001).

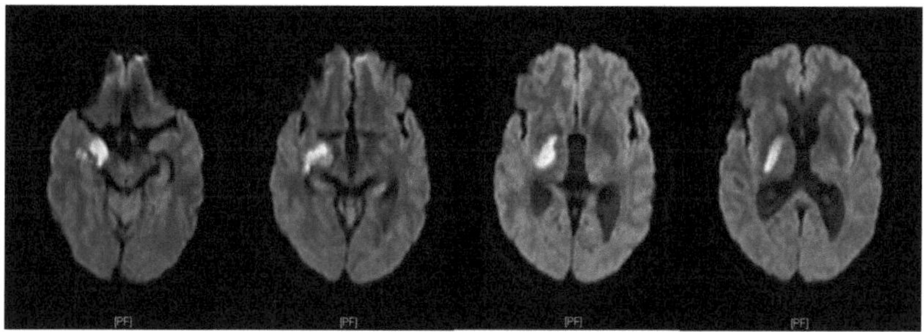

Figura 9Ressonância magnética de sequência de difusão do cérebro de um dos nossos doentes, com 54 anos de idade, mostrando um grande enfarte no território AChA.

O mecanismo do DNP nesta entidade é objeto de debate. Foi proposta a hipótese hemodinâmica (64)dado que a AChA se caracteriza por um pequeno diâmetro, inferior a 1 milímetro em média, emergindo de grandes troncos arteriais com elevado fluxo sanguíneo, como a artéria carótida interna e, menos frequentemente, a ACM ou a artéria cerebral posterior. Estudos baseados no mapeamento do tensor de difusão (65, 66) demonstraram que o envolvimento do trato piramidal é um fator de DNP no território AChA mais do que o tamanho da lesão em si.

Com exceção do território total da ACM e da AChA, os restantes territórios analisados no nosso estudo não apresentaram associação significativa com a ocorrência de DNP. Os nossos resultados são consistentes com os de um estudo (67) que envolveu 1387 doentes, com um risco de DNP três vezes superior no território da ACM em relação aos restantes territórios vasculares. Um estudo recente, analisando subgrupos do estudo prospetivo chinês INTERCIS (68) comparou o risco de DNP entre a circulação cerebral anterior e posterior e não encontrou diferenças significativas entre estas duas topografias.

4.2. Outros factores radiológicos

Vários outros factores radiológicos, tais como o tamanho e a natureza dos trombos, as anomalias crónicas na sequência FLAIR e a presença de microhemorragias, demonstraram ter um efeito no risco de DNP. Estes factores não foram analisados no nosso estudo devido às dificuldades na realização da RM cerebral, que é atualmente o gold standard no estudo do AVD.

<u>* Características do trombo</u>

O estudo das características dos trombos arteriais (69) mostrou que o tamanho do trombo é um forte preditor de falha de recanalização e consequentemente de DNP (OR=9,91; IC 95%=3,89-13,87). Para além do tamanho do trombo, o seu aspeto radiológico tem um papel importante no prognóstico, particularmente na fase aguda do AVC. A natureza cálcica do trombo foi identificada em apenas um doente da nossa série do grupo DNP (Figura 10). De facto, um estudo recente do registo nacional francês de trombectomia (70) que incluiu uma meta-análise de 135 casos, mostrou que a natureza cálcica do trombo estava correlacionada com uma baixa taxa de recanalização (TICI 2b) e um mau prognóstico aos 3 meses, com uma taxa de doentes com mRS de 0 a 2 de 28%. Outro estudo multicêntrico europeu (71) também mostrou um prognóstico semelhante aos 3 meses, com apenas 26,5% dos doentes com mRS 0 a 2 e 55,9% de mortalidade.

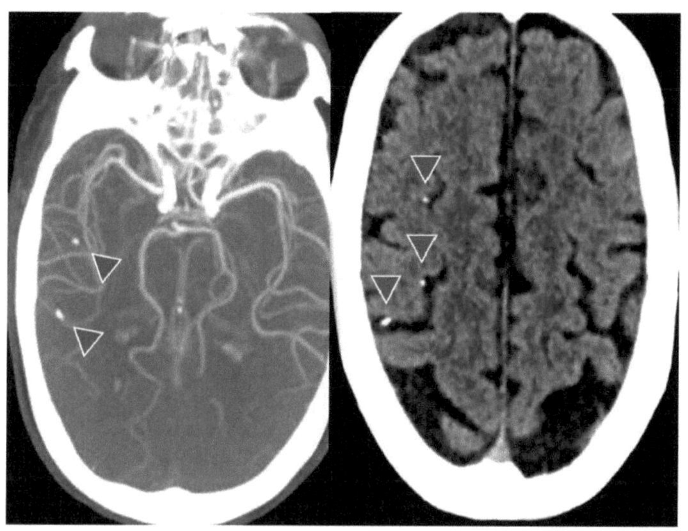

Figura 10TAC cerebral em cortes axiais com e sem injeção de meio de contraste mostrando hiperdensidades espontâneas relacionadas com êmbolos de cálcio nas vias arteriais (setas vermelhas)

Por outro lado, o coágulo de dupla camada (Figura 11), rico em glóbulos vermelhos e que aponta para uma origem cardio-embólica com uma especificidade de 97%, foi menos associado à ocorrência de DNP mas sim a um melhor prognóstico após procedimentos de recanalização. (72, 73) .

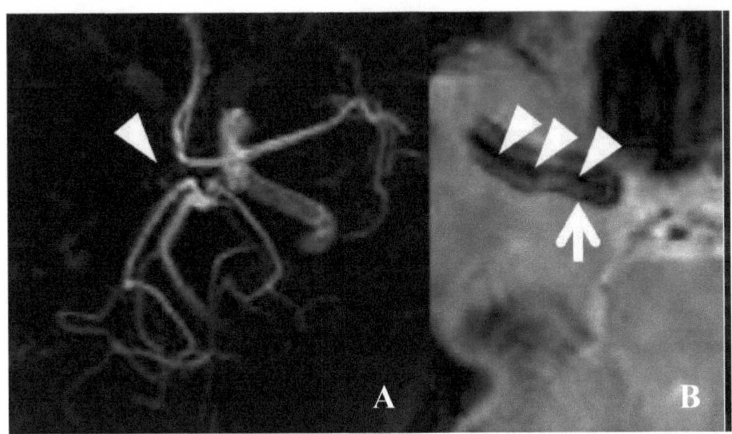

Figura 11(A) RM cerebral 3D-TOF mostrando oclusão carotídeo-silviana (B) Sequência de eco de gradiente T2* mostrando trombo extenso com aspeto de dupla camada (72)

* A presença de micro-sangramentos na sequência T2

O termo "microbleeds" é utilizado para descrever um aspeto radiológico encontrado na sequência de suscetibilidade magnética da RM cerebral, relacionado com micro-hemorragias perivasculares. Este aspeto levanta frequentemente um problema de prognóstico, nomeadamente aquando da tomada de decisões terapêuticas durante a fase aguda do AVC. Num estudo (74) em 163 doentes com AVE microangiopático, a presença de microhemorragias foi correlacionada com a ocorrência de NDP com um odds ratio de 5,09 (95% CI=1,1-21,7). Aoki et al (75) estudaram o efeito da presença de microhemorragias em 1102 doentes tratados com dupla antiagregação plaquetária, independentemente da etiologia. Este estudo não mostrou DNP aos 14 dias ou 90 dias após o DALY. Em contraste, outro estudo (76) de pacientes trombolisados mostrou que a presença de mais de 5 microbleeds lobares estava associada a um pior prognóstico aos 3 meses (OR=0,57; 95% CI=0,33-0,97) com um risco três vezes maior de hemorragia sintomática.

De acordo com as últimas recomendações da Organização Europeia do Acidente Vascular Cerebral (77)a pesquisa de micro-hemorragias por RM cerebral não é recomendada, dado o atraso considerável no tratamento. Por outro lado, estas recomendações contra-indicam a trombólise se o número de microbleeds for superior a dez. Uma revisão recente da literatura (78) concluiu que, atualmente, a presença de microhemorragias deve ser interpretada com muita cautela e salientou a importância de mais estudos sobre os riscos levantados por este fator radiológico.

* A presença de anomalias da substância branca na sequência FLAIR

A presença de anomalias da substância branca na sequência FLAIR é uma condição frequente encontrada em mais de 45% dos casos de DALY (79). Reflecte frequentemente o estado da vascularização cerebral, em particular as redes de fornecimento colateral (80). O efeito da presença destas anomalias no risco de DNP foi avaliado no estudo de Zhu et al. (81) utilizando o score ASPECTS aplicado à extensão das lesões da substância branca. Este estudo analisou doentes fora do período de atraso da trombólise tratados com dupla antiagregação plaquetária e concluiu que o score ASPECTS baixo, aplicado às anomalias da substância branca, foi um preditor independente de DNP (OR=0,39; IC 95%=0,174-0,872). Este resultado também foi relatado em dois outros estudos (82, 83) que analisaram doentes com oclusões de grandes vasos. Uma meta-análise (79) de 33 estudos prospectivos, incluindo um total de 3577 doentes, mostrou que as anomalias da substância branca na sequência FLAIR constituíam um fator preditivo de DNP com um odds ratio global de 1,93 (IC 95%=1,3-2,85). Um estudo recente (83) centrou-se na presença de lacunas isquémicas antigas em vez de leucopatia vascular e mostrou que a presença destas lacunas é um preditor radiológico independente de DFN, particularmente em doentes com ateroma de grandes vasos.

5. Factores etiológicos

No nosso estudo, a análise univariada mostrou que, das diferentes etiologias de DALYs de acordo com a classificação TOAST, apenas o ateroma de grandes vasos estava associado à ocorrência de DPN (p=0,028). Este fator foi associado de forma independente à DPN na regressão logística multivariada (OR=3,19; IC 95%=1,28-7,91). Estes resultados são consistentes com os de um estudo recente (8) em doentes que perderam dois pontos na escala NIHSS durante as primeiras 24 horas, com 57% dos doentes no grupo DNP a terem um DALY relacionado com ateroma de grandes vasos, em comparação com 16,2% no resto da população. Neste estudo, um modelo de regressão logística incluindo apenas os subtipos etiológicos mostrou que a origem cardioembólica e lacunar estavam associadas a um risco muito menor de desenvolver DNP. Outros estudos (84, 85) analisaram doentes com ateroma extracraniano (placas carotídeas >50%) e intracraniano (M1 e estenoses do tronco basilar) no mesmo grupo. Estes estudos convergem sempre para a mesma conclusão, que estipula um risco muito elevado de DNP nestes doentes, em consonância com os nossos resultados.

Tal como o ateroma dos grandes vasos, a origem lacunar do AVD expõe os doentes a um risco de DNP com menor frequência. Uma grande série publicada por Siegler et al (67) analisando 947 pacientes, mostrou que a DNP foi identificada em apenas 24,8% dos pacientes cujo AVE era de origem lacunar, em comparação com 46% dos AVEs de origem indeterminada, 38,5% dos pacientes cuja etiologia era ateroma de grandes vasos e 38,5% dos AVEs de origem cardioembólica.

No nosso estudo, a incidência de DALYs por doença cardíaca embolénica foi praticamente idêntica nos dois grupos, com e sem DNP (20,3% Vs 21,9%). Este resultado está de acordo com as publicações acima mencionadas (8, 67). De facto, o AVE de origem cardioembólica é conhecido pela sua gravidade máxima desde o início, deixando poucas hipóteses de deterioração secundária, exceto nos casos de transformação hemorrágica ou de AVE maligno (35).

6. Factores terapêuticos

No nosso estudo, não encontrámos associação estatística entre as diferentes modalidades terapêuticas consideradas na fase aguda e a ocorrência de DNP no que diz respeito a tratamentos anti-agregantes plaquetários, anticoagulantes, estatinas e trombólise endovenosa.

Este resultado é coerente com as conclusões de um estudo retrospetivo muito recente (15) que adoptou a mesma definição que utilizámos para DNP. Este estudo demonstrou que a utilização de mono ou dupla antiagregação plaquetária não influenciou o risco de desenvolvimento de DNP. Por outro lado, a análise de subgrupos permitiu-lhes concluir que a dupla antiagregação era um fator de risco para DNP nos casos de AVE minor de origem indeterminada. Os autores deste estudo deduziram indiretamente que os AVD de origem indeterminada teriam um mecanismo embólico que responde melhor ao tratamento com anticoagulantes do que com antiagregantes.

Para além da ausência de qualquer efeito no aumento do risco de DNP, a dupla antiagregação plaquetária mostrou um efeito preventivo em relação à ocorrência desta complicação no caso da Aspirina-Clopidogrel (86) e Aspirina-Cilostazol (87).

Com base na CHANCE (88) e PONTO (89)as recomendações actuais (90) estipulam a utilização de dupla antiagregação plaquetária durante 21 dias após a ocorrência de um DALY menor. Esta limitação a 21 dias deve-se ao facto de o estudo POINT ter terminado prematuramente, uma vez que o limiar de significância para hemorragias que não as intracranianas foi ultrapassado do 8º ao 90º dia do ensaio. Em suma, a dupla antiagregação plaquetária não tem qualquer efeito sobre o risco de DNP de fase aguda ou sobre o risco de hemorragia durante a primeira semana do DALY.

No nosso estudo, não nos foi possível estudar o efeito da prescrição de estatinas no DNP porque todos os nossos doentes foram sistematicamente tratados com estatinas.

Foi demonstrado que a prescrição de estatinas na fase aguda do AVC melhora o prognóstico e a recorrência do AVC (91, 92). Atualmente, esta é uma prática universal. Jang et al (30) compararam o efeito das doses de estatinas no risco de desenvolver DNP. Neste estudo observacional, as doses elevadas de estatinas constituíram um fator de proteção independente contra a ocorrência de DPN (OR=0,39; IC 95%=0,2-0,75). Em contraste, no ensaio clínico aleatório INSPIRES (93) que comparou uma dose elevada de Rosuvastatina (20 mg) com uma dose baixa de Rosuvastatina (5 mg) durante 14 dias, os autores não encontraram qualquer diferença estatística no prognóstico funcional aos 3 meses. O estudo ASSORT (94) é um estudo aleatório, controlado e multicêntrico que comparou a introdução precoce de estatinas no primeiro dia versus um atraso de 7 dias. Este estudo mostrou que não existia uma relação significativa entre o momento da introdução das estatinas e a ocorrência de DNP, comparando os doentes que receberam estatinas no primeiro, segundo ou terceiro dia do DALY. A questão do momento ideal para a introdução de estatinas continua a ser controversa. O estudo SATBRAD (95) concebido para responder a esta questão está atualmente a ser recrutado e será publicado em 2026.

III. Mecanismos do DNP

Dos mecanismos sugeridos na literatura para explicar o DNP, a recorrência do AVC na fase aguda, a transformação hemorrágica, o edema cerebral e a progressão do AVC são os mais estudados e conhecidos. (35, 96). Na nossa análise, baseámo-nos nesta classificação para estudar os mecanismos plausíveis do DNP, alinhando-nos com a maioria dos estudos da literatura.

1. Recidiva precoce

No nosso estudo, a recorrência precoce de AVD foi registada em 7/59 (11,8%) doentes que tinham sofrido DNP. Este mecanismo foi associado de forma independente à DNP (OR=23,2; IC95%=3,9-136). Foi selecionado em caso de agravamento dos sinais neurológicos pré-existentes ou do aparecimento de novos sintomas relacionados com a identificação de novas lesões isquémicas nas imagens de seguimento realizadas sistematicamente em caso de agravamento neurológico. Os nossos resultados são consistentes com os de Nair et al (97) que demonstraram que o aparecimento de novas lesões isquémicas nas imagens cerebrais era um poderoso preditor de DNP (OR=10,02; 95% CI=2,81-35,36). Um grande estudo (17) envolvendo 29446 pacientes, com 4299 casos (14,6%) de DNP, mostrou que a recorrência de DVA foi o mecanismo de DNP em 8,5% dos casos. Esta coorte também analisou a recorrência de AVD como mecanismo de DNP ao longo do tempo e concluiu que a frequência deste mecanismo aumenta com o tempo, passando de 3,5% nas primeiras 24 horas para 13,9% uma semana após o evento índice.

Um segundo estudo, mais recente, também reportou uma frequência de recidiva precoce do AVE como mecanismo explicativo da DNP em 163/1717 doentes (9,5%) que sofreram esta complicação. Este mesmo estudo comparou os doentes em que o mecanismo de recorrência precoce foi retido versus os doentes com DNP relacionada com a progressão do AVE e concluiu que a origem cardioembólica estava estatisticamente associada à recorrência (31,9% Vs 16,6% p<0,001). Este achado decorre do facto de os AVCs cardioembólicos gerarem novos AVCs em áreas diferentes da área inicial. (13).

O estudo deste mecanismo de DNP em doentes tratados com trombólise intravenosa demonstrou um impacto muito significativo deste tratamento na redução do risco de recorrência de AVD, que varia entre 0,6% e 1,8% neste subgrupo da população (98).

2. Transformação hemorrágica

A transformação hemorrágica confirmada por imagem cerebral foi o mecanismo explicativo da DNP em 6/59 dos nossos doentes (10,2%). Tratou-se naturalmente de uma transformação hemorrágica sintomática, uma vez que estes doentes pioraram clinicamente com um incremento de pelo menos dois pontos no score NIHSS, de acordo com a definição de DNP que adoptámos.

Na coorte de Park et al, a transformação hemorrágica foi registada em 6,1% dos casos. Em contraste com a frequência de recorrência de AVC, a frequência de transformação hemorrágica neste estudo tendeu a diminuir após o evento índice. De facto, 10,8% dos casos de transformação hemorrágica ocorreram durante as primeiras 12 horas após o início do DALY, enquanto apenas 3% ocorreram após o terceiro dia. (17). Uma revisão sistemática da literatura, incluindo 11 coortes, sobre os mecanismos etiológicos da DNP nas primeiras 24 horas, mostrou que a transformação hemorrágica foi mantida como a causa direta da DNP em 3,6% a 7,1% dos casos (3). No entanto, a mesma revisão mostrou que esta taxa subiu para 21,4% nos doentes tratados com trombólise endovenosa. No nosso estudo, a análise multivariada dos mecanismos de DNP não encontrou uma relação independente entre a transformação hemorrágica e a ocorrência de DNP. De facto, diversas variáveis poderiam constituir um fator de confusão, aumentando o risco de transformação hemorrágica (97) como o aumento da pressão arterial sistólica na fase aguda (OR=1,08; IC95%=1,00-1,18) e a presença de uma oclusão arterial proximal (OR=3,79; IC95%=1,22-13,99).

3. Edema cerebral

A DNP foi associada à presença de edema cerebral como mecanismo principal em 6/57 doentes (10,2%). Este mecanismo é frequentemente evocado quando a DNP se manifesta por cefaleias e/ou uma deterioração do estado de consciência com anomalias pupilares ou oculomotoras (99, 100). Na coorte de Nair et al (97)o edema cerebral foi identificado em 14,7% dos casos de DNP. Noutro estudo (35)cujo número de DNP foi próximo ao da nossa amostra, a frequência de edema cerebral como mecanismo de DNP foi de 26,3% (15/57 pacientes) tratados com trombólise endovenosa. Esta frequência elevada deve-se provavelmente à elevada proporção de oclusões proximais que são candidatas a terapêuticas de recanalização. Em resumo, a frequência de edema cerebral na nossa população é consistente com a relatada na literatura (43, 101, 102) que varia entre 6 e 26%. A imagiologia cerebral confirma este mecanismo ao demonstrar sinais radiológicos como o desvio da linha mediana e o efeito de massa nos ventrículos, no caso de AVC supratentorial, e a herniação das amígdalas cerebelares, no caso de enfarte da fossa posterior. Fisiopatologicamente, o edema cerebral segue uma cascata cronológica, começando com o edema citotóxico que se instala na primeira hora e dura em média um dia, caracterizado por uma barreira hemato-encefálica intacta com turgidez celular secundária a um defeito no transporte iónico transmembranar devido à falha das bombas dependentes de ATP (103). O edema vasogénico, secundário à rutura da barreira hemato-encefálica com extravasamento de líquido para o compartimento extracelular, ocorre 24 a 48 horas após o início do DALY (104).

4. Progressão do DALY

No nosso estudo, a DNP foi atribuída à progressão do AVE em 40/57 doentes (67%). Este mecanismo mantém-se após exclusão das situações descritas anteriormente (recidiva, transformação hemorrágica e edema cerebral). A frequência que reportámos é semelhante à descrita numa grande coorte prospetiva multicêntrica de 4299 casos de DNP, onde a progressão do AVD se manteve como mecanismo causal em 71,8% dos casos (17). Neste mesmo estudo, três quartos dos casos de progressão ocorreram nas primeiras 72 horas, com uma tendência decrescente para 25% uma semana após o evento índice. Este mecanismo foi o mais frequente (44%) na coorte de Nair et al (97) antes do edema cerebral e da transformação hemorrágica.

A definição exacta de progressão do DALY como mecanismo de PND não está bem estabelecida na literatura, o que explica a sua frequência muito elevada com grande variabilidade entre estudos. De facto, este termo inclui uma série de mecanismos, alguns dos quais estão estabelecidos e outros ainda hipotéticos (96). Vários destes mecanismos não foram estudados na nossa coorte devido à falta de disponibilidade de métodos de investigação radiológica adequados, como a RM de perfusão.

4.1. Falha na circulação colateral

A circulação colateral leptomeníngea é uma rede de anastomoses vasculares de emergência que é activada imediatamente após o início de um AVC. Esta rede fornece áreas hipoperfundidas, levando a um "mismatch" radio-clínico e a uma extensão da janela de tempo para terapias de revascularização. (105). O conceito de falha colateral aplica-se essencialmente ao AVCI supratentorial, na presença de oclusão arterial (106). A falência desta circulação leva à extensão da lesão isquémica necrótica à custa da zona penumbral. Vários estudos confirmaram a relação causal entre a má qualidade da circulação colateral, definida como a presença de colaterais em menos de 50% da área enfartada, e a progressão do AVCI (107, 108). As diferenças inter-individuais na qualidade da circulação colateral levaram ao aparecimento do conceito de "factores de necrose" rápidos e lentos (109)Estes baseiam-se na velocidade de progressão do DALY, que se pensa ser geneticamente pré-definida.

4.2. Progressão e natureza do trombo

Para além do papel desempenhado pela falência da circulação colateral, a extensão do tamanho do trombo arterial participa na progressão da AVCI e, consequentemente, na ocorrência de DNP. De facto, Seners et al referiram que a DNP estava independentemente associada ao alongamento do trombo (OR=3,96; IC 95%=1,25-12,53), sugerindo um possível mecanismo de expansão ou reembolização do trombo in situ (110). Esta progressão seria aumentada pela hiperglicemia, que teria um efeito pró-trombótico responsável pelo aumento do tamanho do trombo (111). A DNP, neste caso, poderia resultar da oclusão dos ramos colaterais perfurantes opostos às porções invadidas pelo trombo, ou da oclusão das bifurcações mais distais ao local da oclusão. Por outro lado, a dimensão do trombo, estimada pela sequência de suscetibilidade magnética (T2*), desempenhou um papel importante na explicação da ocorrência de DNP. De facto, He et al. (112) demonstraram que o risco de DNP era 5 vezes maior se o tamanho do trombo excedesse 9,45 milímetros. Além disso, um trombo grande foi um forte preditor de não-recanalização após trombectomia (113). A crescente utilização desta técnica nos últimos anos tem realçado a relação entre a natureza histológica do trombo e a resposta clínica pós-procedimento. De facto, uma revisão recente da literatura demonstrou que os trombos ricos em glóbulos vermelhos, frequentemente associados a origem cardioembólica, estão associados a uma melhor taxa de recanalização e requerem menos passagens durante a trombectomia, com um melhor prognóstico (114). Por outro lado, os trombos ricos em fibrina têm um coeficiente de fricção mais elevado e, consequentemente, aderem mais à parede vascular e são mais difíceis de extrair, o que os expõe a um risco elevado de DNP após a trombectomia.

4.3. Crises epilépticas

As crises epilépticas durante a fase aguda dos DALYs ou as crises sintomáticas agudas foram registadas em 1,8% dos casos na nossa população. Estas crises não se correlacionaram com a ocorrência de DPN (p=0,879). Na literatura, são relatadas em 1 a 4% dos casos de DALY durante os primeiros 7 dias (115). Certas condições favorecem esta complicação, como o dano cortical, a isquémia extensa e a presença de transformação hemorrágica (116). As crises sintomáticas agudas são frequentemente responsáveis por um agravamento transitório do estado neurológico (fenómeno de Todd). No entanto, as convulsões focais prolongadas e os estados malignos parciais podem ser responsáveis por NPD duradouros, muitas vezes explicados pelo efeito da própria convulsão na zona cerebral infartada (117).

4.4 Infecções intercorrentes

O nosso estudo mostrou que 16,9% dos doentes com DNP tinham uma infeção documentada, em comparação com apenas 4% no resto da população. Na análise multivariada, verificou-se uma associação estatisticamente independente (OR=9,9; IC 95%=2,9-33,8). A frequência de ocorrência de infecções durante a fase aguda varia na literatura entre 5 e 65%, com uma média de 30% de acordo com uma grande meta-análise de mais de 130.000 pacientes (118). As infecções pulmonares e do trato urinário foram as mais frequentes, com uma distribuição aproximadamente igual. Numa análise dos dois maiores registos chineses de AVC, envolvendo mais de 700.000 doentes (119)a taxa de infeção foi de 9,6%. A relação entre as infecções e a ocorrência de DPN é indireta, envolvendo vários mecanismos explicativos (120) como a febre, a hipoxia e a hipotensão. A infeção pode também afetar a evolução do DALY de várias outras formas. O prolongamento da hospitalização devido à gestão da infeção atrasa a reabilitação. Além disso, a resposta inflamatória sistémica, através da produção de citocinas pró-inflamatórias, interleucinas e outros mediadores inflamatórios, dificulta o processo de recuperação após o DALY (121, 122).

A ligação entre as infecções e a DPN pode ser feita através de mecanismos directos de deterioração, tal como referido anteriormente, como o AVC recorrente e a transformação hemorrágica. De facto, Xu et al (119) demonstraram que a infeção é um fator associado independente para a recorrência de AVC (OR=1,7; 95% CI=1,65-1,75) e transformação hemorrágica (OR=3,55; 95% CI=3,34-3,77) durante a fase aguda.

4.5. Descompensação da diabetes

A glicemia de jejum nos doentes com DNP foi em média de 9,22 mmol/l, contra 8,05 mmol/l no resto da população, com uma diferença estatisticamente significativa (p=0,033). Da mesma forma, a descompensação hiperosmolar hiperglicémica foi mais frequente no grupo DNP (p=0,027). A maioria dos estudos na literatura concorda que a hiperglicemia na fase aguda do AVE tem um efeito prejudicial no prognóstico funcional e na mortalidade do AVE. Recentemente, Yu et al (22) demonstraram que um ponto de corte de glicemia em jejum de 7,15 mmol/l era um fator independente no DNP. A taxa de mortalidade aumenta dramaticamente para 50% quando este limiar excede os 11,1 mmol/l (123). O mecanismo exato que explica o impacto da glicemia na DNP ainda não foi totalmente elucidado. A lesão endotelial, o stress oxidativo elevado, a acumulação de ácido lático e a lesão da barreira hemato-encefálica poderiam contribuir para a progressão dos DALY agudos (22).

4.6 Instabilidade da tensão arterial

No nosso estudo, não encontrámos qualquer relação entre os níveis de pressão arterial sistólica ou diastólica e o aparecimento de DNP. No entanto, vários estudos (124-126) afirmam que a instabilidade da pressão arterial, com frequentes abalos hipotensivos nas primeiras 24 horas, aumenta o risco de DNP (OR=1,2, IC95%=1,01-1,45). Isso porque a queda da pressão arterial é responsável pela redução da pressão de perfusão cerebral, que representa o gradiente entre a pressão arterial e venosa. Dado que o tecido cerebral localizado na zona de penumbra é desprovido de mecanismos de autorregulação, qualquer queda da pressão arterial levará à evolução da oligoémia para a necrose do parênquima cerebral e, consequentemente, ao DNP (127). O efeito deletério da pressão arterial foi demonstrado no caso de quedas, mas também no caso de picos hipertensivos com uma relação em forma de U (128). Este mecanismo constitui atualmente um alvo terapêutico para o tratamento da DNP na fase aguda. De facto, foi recentemente demonstrado que a hipertensão induzida pode melhorar os sinais de DNP quando iniciada precocemente (129).

CONCLUSÃO

O aparecimento súbito de uma deterioração neurológica durante a fase aguda da DALY é uma complicação frequente. Constitui uma preocupação importante para todos os intervenientes no tratamento do doente, desde a sua chegada ao serviço de urgência até ao seu regresso a casa. Esta complicação é importante não só devido às suas consequências na fase aguda, mas também devido ao seu efeito definitivo no prognóstico funcional e vital dos doentes no futuro. A definição exacta desta situação depende essencialmente da monitorização atenta dos sinais clínicos neurológicos através do score NIHSS. É definida por um aumento desta pontuação durante os primeiros dias do DALY. O combate à NPP começa com um bom conhecimento dos seus prováveis mecanismos e dos factores associados que podem prevenir ou minimizar o risco da sua ocorrência. Embora exista um grande número de estudos sobre este risco, os factores associados a esta complicação não foram formalmente seleccionados porque a sua presença não foi reproduzida de forma uniforme na literatura. A identificação destes factores na nossa população permitiria identificar os indivíduos com risco muito elevado de DNP, abrindo caminho para estratégias de prevenção e tratamento mais adequadas e drásticas.

Os objectivos do nosso estudo foram:

1- Identificar factores preditivos de DNP após um DALY.

2- Estudar os mecanismos desta complicação

Para atingir estes objectivos, realizámos um estudo retrospetivo descritivo e analítico dos doentes hospitalizados no serviço de neurologia do Hospital Universitário Fattouma Bourguiba de Monastir por um DALY durante um período de 5 anos, de 1 de janeiro de 2018 a 31 de dezembro de 2022, incluindo os doentes que satisfazem a definição de DNP "perda de dois pontos na pontuação NIHSS durante os primeiros 7 dias após a hospitalização".

Incluímos pacientes que tinham sido hospitalizados por um AVE e que tiveram um seguimento mínimo de 7 dias. Excluímos os doentes hospitalizados após 48 horas do início dos sintomas e os doentes com ataque isquémico transitório. Excluímos os ficheiros com dados em falta sobre a pontuação NIHSS na admissão e no D7 do seguimento.

A nossa população de estudo era constituída por 489 doentes. A idade média foi de 64 anos (24 a 90 anos), com predomínio do sexo masculino (relação sexual M/F=1,86). A incidência de DNP na nossa população foi de 12,06% (59/489 doentes).

➢ Na análise univariada, os parâmetros significativamente associados à ocorrência de NPP após o DALY foram :

- Idade avançada
- Gravidade dos sinais neurológicos estimada pela pontuação inicial NIHSS
- A presença de sinais neurológicos como a síndrome de negligência, a hemianopsia lateral homónima e a síndrome cerebelar
- O valor da glucose no sangue em jejum
- Aumento dos níveis de PCR e de glóbulos brancos
- Níveis mais baixos de colesterol HDL
- A presença de isquémia no território total ou superficial da artéria cerebral média e no território da artéria coroidal anterior.
- Identificação do ateroma de grandes vasos como etiologia do AVC

➢ Os mecanismos explicativos significativamente associados ao DNP foram

- Recorrência precoce de DALY nos primeiros 7 dias após o início da DPN
- Transformação hemorrágica

- Edema cerebral
- A presença de uma infeção intercorrente documentada
- Descompensação hiperosmolar na diabetes

➢ Na análise multivariada, os factores de risco independentes para a ocorrência de DNP foram :

A isquémia no território da artéria coroideia anterior (OR=5,48; IC 95%=1,91-15,8), ou no território da artéria cerebral média total (OR=4,11; IC 95%=1,13-14,9), bem como a identificação de ateroma de grandes vasos (OR=3,19; IC 95%=1,28-7,91) foram factores independentes associados à DPN. Da mesma forma, esta análise concluiu que a recorrência precoce de AVD (OR=23,2; IC 95%=3,9-136) e a identificação de uma infeção intercorrente (OR=9,9; IC 95%=2,9-33) foram mecanismos independentes associados à PND.

Os resultados do nosso estudo permitiram chegar a várias conclusões:

1- Apesar das actuais recomendações multidisciplinares para a gestão do AVC agudo e dos esforços consideráveis feitos por todos os envolvidos, incluindo médicos de emergência, radiologistas e neurologistas vasculares, a incidência de NPP permanece elevada e requer medidas mais drásticas para a sua prevenção.

2- O risco de DNP depende essencialmente da condição clínica no momento do AVC, como a gravidade dos sintomas, o desequilíbrio metabólico, as infecções intercorrentes e o território vascular, bem como a etiologia, muito mais do que das particularidades do terreno em termos de sexo e factores de risco vascular.

3- Deve ser dada especial atenção aos idosos, que parecem ser mais vulneráveis a esta complicação.

4- As medidas gerais iniciais, como o controlo rigoroso do açúcar no sangue e da pressão arterial e a deteção e tratamento precoces de infecções, são uma pedra angular na redução do risco de DNP.

5- Em caso de DNP, o diagnóstico imediato do mecanismo causal através de exames imagiológicos urgentes e os vários parâmetros biológicos devem ser sistematicamente considerados em caso de agravamento, a fim de minimizar o impacto grave na qualidade de vida e no futuro do doente.

REFERÊNCIAS

1 . Feigin VL, Stark BA, Johnson CO, Roth GA, Bisignano C, Abady GG, et al. Carga global, regional e nacional de acidente vascular cerebral e seus fatores de risco, 1990-2019: uma análise sistemática para o Estudo de Carga Global de Doenças 2019. The Lancet Neurology. 2021;20(10):795-820.

2. Walter K. O que é o AVC isquémico agudo? Jama. 2022;327(9):885-.

3 Seners P, Turc G, Oppenheim C, Baron J-C. Incidência, causas e factores de previsão da deterioração neurológica que ocorre nas 24 horas seguintes ao AVC isquémico agudo: uma revisão sistemática com implicações fisiopatológicas. Journal of Neurology, Neurosurgery & Psychiatry. 2014.

4 Martin AJ, Price CI. Uma revisão sistemática e meta-análise de biomarcadores moleculares associados à deterioração neurológica precoce após acidente vascular cerebral agudo. Doenças Cerebrovasculares. 2019;46(5-6):230-41.

5 Liu H, Liu K, Zhang K, Zong C, Yang H, Li Y, et al. Deterioração neurológica precoce em pacientes com AVC isquémico agudo: um estudo de coorte multicêntrico prospetivo. Ther Adv Neurol Disord. 2023;16:17562864221147743.

6 Heitsch L, Ibanez L, Carrera C, Binkley MM, Strbian D, Tatlisumak T, et al. A mudança neurológica precoce após o AVC isquémico está associada ao resultado de 90 dias. Stroke. 2021;52(1):132-41.

7. Kim J-M, Bae J-H, Park K-Y, Lee WJ, Byun JS, Ahn S-W, et al. Incidência e mecanismo de deterioração neurológica precoce após trombectomia endovascular. Journal of neurology. 2019;266:609-15.

8. Sabir Rashid A, Huang-Link Y, Johnsson M, Wetterhäll S, Gauffin H. Predictors of early neurological deterioration and functional outcome in acute ischemic stroke: the importance of large artery disease, hyperglycemia and inflammatory blood biomarkers. Neuropsychiatr Dis Treat. 2022:1993-2002.

9 Fan J, Li X, Yu X, Liu Z, Jiang Y, Fang Y, et al. Carga global, análise de factores de risco e estudo de previsão do AVC isquémico, 1990-2030. Neurology. 2023;101(2):e137-e50.

10 McLoughlin A, Olive P, Lightbody CE. Fiabilidade da Escala de AVC dos Institutos Nacionais de Saúde. British Journal of Neuroscience Nursing. 2022;18(Sup5):S3-S10.

11 Liu P, Liu S, Feng N, Wang Y, Gao Y, Wu J. Associação entre deterioração neurológica e resultados em pacientes com AVC. Anais da Medicina Translacional. 2020;8(1).

12 Bhole R, Nouer SS, Tolley EA, Turk A, Siddiqui AH, Alexandrov AV, et al. Predictors of early neurologic deterioration (END) following stroke thrombectomy. J Neurointerv Surg. 2023;15(6):584-8.

13 Kim J-T, Lee JS, Kim BJ, Park J-M, Kang K, Lee SJ, et al. Frequência, gestão e resultados da deterioração neurológica precoce devido à progressão ou recorrência do AVC. Journal of Stroke and Cerebrovascular Diseases. 2023;32(2):106940.

14. Siegler JE, Boehme AK, Kumar AD, Gillette MA, Albright KC, Martin-Schild S. Que mudança na Escala de AVC dos Institutos Nacionais de Saúde deve definir a deterioração neurológica no AVC isquémico agudo? Journal of Stroke and Cerebrovascular Diseases. 2013;22(5):675-82.

15. Xu B, Xin X, Ding Y, Xu A, Zhang Y. Efeito da terapia antiplaquetária dupla versus única na deterioração neurológica precoce em acidente vascular cerebral menor de causa indeterminada. Ata Neurologica Scandinavica. 2023;2023.

16 Wang J, Tang H, Wang X, Wu J, Gao J, Diao S, et al. Associação do índice triglicérido-glicose com eventos de deterioração neurológica precoce em doentes com AVC isquémico agudo. Diabetol Metab Syndr. 2023;15(1):112.

17 Park TH, Lee J-K, Park M-S, Park S-S, Hong K-S, Ryu W-S, et al. Deterioração

neurológica em pacientes com AVC isquémico agudo ou ataque isquémico transitório. Neurology. 2020;95(16):e2178-e91.

18 Chen Z, Cao T, Zhong X, Wu Y, Fu W, Fan C, et al. Associação entre os níveis séricos de netrina-1 e a deterioração neurológica precoce após acidente vascular cerebral isquémico agudo. Frontiers in Neurology. 2022;13:953557.

19 Chen N-H, Zhang Y-M, Jiang F-P, Liu S, Zhao H-D, Hou J-K, et al. A hiperintensidade vascular FLAIR prevê a deterioração neurológica precoce em doentes com AVC isquémico agudo que recebem trombectomia endovascular. Neurological Sciences. 2022;43(6):3747-57.

20 Liu H, Zhang Y, Fan H, Wen C. Factores de Risco e Resultados Funcionais com Deterioração Neurológica Precoce após Trombectomia Mecânica para Acidente Vascular Cerebral com Oclusão Aguda de Grandes Vasos. Jornal de Cirurgia Neurológica Parte B: Base do Crânio. 2022;84(02):183-91.

21 Liu Y, Wang H, Xu R, He L, Wu K, Xu Y, et al. O rácio ácido úrico sérico para creatinina sérica prevê a deterioração neurológica na doença ateromatosa do ramo. Frontiers in Neurology. 2023;14:1098141.

22. Yu Q, Mao X, Fu Z, Luo S, Huang Q, Chen Q, et al. A glicemia em jejum como preditor de enfarte progressivo em homens com AVC isquémico agudo. Journal of International Medical Research. 2022;50(10):03000605221132416.

23 Zhang K, Liu H, Zong C, Yang H, Wang A, Wang Y, et al. A localização da lesão prevê a deterioração neurológica precoce no infarto subcortical único. Current Neurovascular Research. 2022;19(5):487-94.

24 Liu Y, Zhao J, Li F, Sun H, Sun Y, Yang F, et al. Valor preditivo do nível de hemoglobina nos resultados neurológicos precoces no AVC isquémico agudo. Neurological Research. 2022;44(8):684-91.

25 Wang J, Zhang X, Tian J, Li H, Tang H, Yang C. Valores preditivos do índice de resposta inflamatória sistémica na deterioração neurológica precoce em doentes com AVC isquémico agudo. J Integr Neurosci. 2022;21(3):94.

26. Han L, Hou Z, Ma M, Ding D, Wang D, Fang Q. Impact of glycosylated hemoglobin on early neurological deterioration in acute mild ischemic stroke patients treated with intravenous thrombolysis. Front Aging Neurosci. 2023;14:1073267.

27 Bao Y, Zhang Y, Du C, Ji Y, Dai Y, Jiang W. Malnutrition and the Risk of Early Neurological Deterioration in Elderly Patients with Acute Ischemic Stroke. Neuropsychiatr Dis Treat. 2022:1779-87.

28. Nam K-W, Kim CK, Yu S, Oh K, Chung J-W, Bang OY, et al. O rácio dímero D/fibrinogénio prevê a deterioração neurológica precoce no acidente vascular cerebral isquémico com fibrilhação auricular. Thromb Res. 2023;229:219-24.

29 Li H, Zhang J-T, Zheng Y, Zhang D-D, Cui X-Y, Zhao X, et al. Risk factors and prognosis of early neurological deterioration in patients with posterior circulation cerebral infarction. Clin Neurol Neurosurg. 2023;228:107673.

30 Jang SH, Park H, Hong J-H, Yoo J, Lee H, Kim HA, et al. Impacto da estatina de alta intensidade na deterioração neurológica precoce em pacientes com infarto subcortical pequeno e único. J Clin Med. 2023;12(9):3260.

31 Shah K, Clark A, Desai SM, Jadhav AP. Causes, predictors, and timing of early neurological deterioration and symptomatic intracranial hemorrhage after administration of IV tPA. Neurocrit Care. 2022:1-7.

32. Rodríguez-Castro E, Rodríguez-Yáñez M, Arias S, Santamaría M, López-Dequidt I, López-Loureiro I, et al. Influência do sexo no prognóstico do AVC: uma análise demográfica, clínica e molecular. Fronteiras em Neurologia. 2019:388.

33 Ryu W-S, Chung J, Schellingerhout D, Jeong S-W, Kim H-R, Park JE, et al. Biological mechanism of sex difference in stroke manifestation and outcomes. Neurology.

2023;100(24):e2490-e503.
34 Girot J-B, Richard S, Gariel F, Sibon I, Labreuche J, Kyheng M, et al. Predictors of unexplained early neurological deterioration after endovascular treatment for acute ischemic stroke. Stroke. 2020;51(10):2943-50.
35. Kim J-M, Moon J, Ahn S-W, Shin H-W, Jung K-H, Park K-Y. As etiologias da deterioração neurológica precoce após a trombólise e os factores de risco de progressão da isquemia. Journal of Stroke and Cerebrovascular Diseases. 2016;25(2):383-8.
36 He Y, Yang Q, Liu H, Jiang L, Liu Q, Lian W, et al. O efeito da pressão sanguínea na deterioração neurológica precoce de doentes com AVC isquémico agudo com trombólise intravenosa de rt-PA pode ser mediado através da rutura da barreira hemato-encefálica induzida pelo stress oxidativo e da regulação positiva de AQP4. Journal of Stroke and Cerebrovascular Diseases. 2020;29(8):104997.
37 Wang L, Cheng Q, Hu T, Wang N, Wei Xe, Wu T, et al. Impacto da hiperglicemia de stress na deterioração neurológica precoce em doentes com AVC isquémico agudo tratados com trombólise intravenosa. Frontiers in Neurology. 2022;13:870872.
38 Gong P, Liu Y, Gong Y, Chen G, Zhang X, Wang S, et al. The association of neutrophil to lymphocyte ratio, platelet to lymphocyte ratio, and lymphocyte to monocyte ratio with post-thrombolysis early neurological outcomes in patients with acute ischemic stroke. Jornal de neuroinflamação. 2021;18(1):1-11.
39. Nam K-W, Kang MK, Jeong H-Y, Kim TJ, Lee E-J, Bae J, et al. O índice triglicérido-glicose está associado à deterioração neurológica precoce no enfarte subcortical único: Prognóstico precoce em enfartes subcorticais únicos. International Journal of Stroke. 2021;16(8):944-52.
40. Jin D, Yang J, Zhu H, Wu Y, Liu H, Wang Q, et al. Factores de risco para deterioração neurológica precoce em enfarte subcortical pequeno único sem estenose da artéria portadora: preditores na fase inicial. BMC Neurol. 2023;23(1):1-9.
41 Khodair A, Fahim M, Abdelrasol I, Ahmed S. Homocysteine as a Predictor of Early Neurological Deterioration in Acute Ischemic Stroke. Jornal Benha de Ciências Aplicadas. 2022;7(11):1-7.
42. Nam K-W, Kim CK, Yu S, Chung J-W, Bang OY, Kim G-M, et al. Elevated troponin levels are associated with early neurological worsening in ischemic stroke with atrial fibrillation. Sci Rep. 2020;10(1):12626.
43 Yu WM, Abdul-Rahim AH, Cameron AC, Kõrv J, Sevcik P, Toni D, et al. The incidence and associated factors of early neurological deterioration after thrombolysis: results from SITS registry. Stroke. 2020;51(9):2705-14.
44 Liu Y-L, Yin H-P, Qiu D-H, Qu J-F, Zhong H-H, Lu Z-H, et al. Vasos hipointensos múltiplos em imagens ponderadas por suscetibilidade predizem deterioração neurológica precoce em doentes com AVC isquémico agudo com estenose ou oclusão intracraniana grave de grandes artérias que recebem trombólise intravenosa. Acidente vascular cerebral e neurologia vascular. 2020:svn-2020-000343.
45 Zhang YX, Shen ZY, Jia YC, Guo X, Guo XS, Xing Y, et al. The Association of the neutrophil-to-lymphocyte ratio, platelet-to-lymphocyte ratio, lymphocyte-to-monocyte ratio and systemic inflammation response index with short-term functional outcome in patients with acute ischemic stroke. Journal of Inflammation Research. 2023:3619-30.
46. Miyamoto N, Tanaka Y, Ueno Y, Kawamura M, Shimada Y, Tanaka R, et al. Preditores demográficos, clínicos e radiológicos de deterioração neurológica em pacientes com AVC isquémico agudo. Journal of Stroke and Cerebrovascular Diseases. 2013;22(3):205-10.
47 .Amer HA, El-Jaafary SIM, Sadek HMAE-A, Fouad AM, Mohammed SS. Preditores clínicos e paraclínicos de deterioração neurológica precoce e mau resultado na hemorragia intracerebral espontânea. The Egyptian Journal of Neurology, Psychiatry and Neurosurgery.

2023;59(1):1-11.
48 Tan C, Zhao L, Dai C, Liang Y, Liu H, Zhong Y, et al. Risk factors related to early neurological deterioration in lacunar stroke and its influence on functional outcome. International Journal of Stroke. 2023;18(6):681-8.
49 Lee H, Heo J, Lee IH, Kim YD, Nam HS. Associação entre a viscosidade do sangue e a deterioração neurológica precoce no infarto lacunar. Frontiers in Neurology. 2022;13:979073.
50. Li J, Quan K, Wang Y, Zhao X, Li Z, Pan Y, et al. Efeito da hiperglicemia de stress no défice neurológico e na mortalidade no AVC isquémico agudo em pessoas com e sem diabetes. Frontiers in Neurology. 2020;11:576895.
51 Kwan J, Hand P. Early neurological deterioration in acute stroke: clinical characteristics and impact on outcome. Journal of the Association of Physicians. 2006;99(9):625-33.
52. Seo W-K, Seok H-Y, Kim JH, Park M-H, Yu S-W, Oh K, et al. A proteína C-reactiva é um indicador de deterioração neurológica precoce no AVC isquémico agudo. Journal of Stroke and Cerebrovascular Diseases. 2012;21(3):181-6.
53 Fang L, Wang Y, Zhang H, Jiang L, Jin X, Gu Y, et al. O rácio neutrófilos/linfócitos é um indicador importante correlacionado com a deterioração neurológica precoce em pacientes com enfarte subcortical único com diabetes. Frontiers in Neurology. 2022;13:940691.
54 Ryu W-S, Schellingerhout D, Jeong S-W, Nahrendorf M, Kim D-E. Associação entre os perfis lipídicos séricos e a deterioração neurológica precoce no AVC isquémico agudo. Journal of Stroke and Cerebrovascular Diseases. 2016;25(8):2024-30.
55 Deng Q, Li S, Zhang H, Wang H, Gu Z, Zuo L, et al. Association of serum lipids with clinical outcome in acute ischaemic stroke: A systematic review and meta-analysis. Journal of clinical neuroscience. 2019;59:236-44.
56 Choi K-H, Park M-S, Kim J-T, Chang J, Nam T-S, Choi S-M, et al. Serum triglyceride level is an important predictor of early prognosis in patients with acute ischemic stroke. Journal of the neurological sciences. 2012;319(1-2):111-6.
57 Wang Q, Jiang G, Yan L, Chen R, Liu Y, Liu L, et al. Association of atherogenic index of plasma with early neurological deterioration in patients with acute ischemic stroke. Clin Neurol Neurosurg. 2023;234:108014.
58 Arenillas JF, Rovira Á, Molina CA, Grivé E, Montaner J, Álvarez-Sabín J. Prediction of early neurological deterioration using diffusion-and perfusion-weighted imaging in hyperacute middle cerebral artery ischemic stroke. Stroke. 2002;33(9):2197-205.
59 Qureshi AI, Suarez JI, Yahia AM, Mohammad Y, Uzun G, Suri MFK, et al. Timing of neurologic deterioration in massive middle cerebral artery infarction: a multicenter review. Critical care medicine. 2003;31(1):272-7.
60 Derflinger S, Fiebach JB, Böttger S, Haberl RL, Audebert HJ. O curso progressivo dos sintomas neurológicos nos enfartes da artéria coroidal anterior. International Journal of Stroke. 2015;10(1):134-7.
61 Chausson N, Joux J, Saint-Vil M, Edimonana M, Jeannin S, Aveillan M, et al. Infarto no território da artéria coroidal anterior: progressão clínica e fatores de prognóstico. Journal of Stroke and Cerebrovascular Diseases. 2014;23(8):2012-7.
62 Donnan GA, O'malley H, Quang L, Hurley S, Bladin PF. A síndrome do aviso capsular: patogénese e características clínicas. Neurology. 1993;43(5):957-.
63 Vynckier J, Maamari B, Grunder L, Goeldlin MB, Meinel TR, Kaesmacher J, et al. Deterioração neurológica precoce no AVC lacunar: preditores clínicos e de imagem e associação com o resultado a longo prazo. Neurology. 2021;97(14):e1437-e46.
64 Uz A, Erbil KM, Esmer A. A origem e as relações da artéria coroidal anterior: um estudo anatómico. Folia morphologica. 2005;64(4):269-72.
65 Nelles M, Gieseke J, Flacke S, Lachenmayer L, Schild H, Urbach H. Diffusion tensor

pyramidal tractography in patients with anterior choroidal artery infarcts. American Journal of Neuroradiology. 2008;29(3):488-93.
66. Tran AT, Huynh QH, Nguyen DM, Bui HM, Vu HD, Nguyen TV, et al. Avaliação da lesão axonal e previsão da recuperação da função motora em pacientes com AVC agudo supratentorial. Interdisciplinary Neurosurgery. 2024;36:101919.
67. Siegler JE, Samai A, Semmes E, Martin-Schild S. A deterioração neurológica precoce após o AVC depende do território vascular e da etiologia do AVC. Journal of Stroke. 2016;18(2):203.
68 Cui Y, Meng W-H, Chen H-S. Deterioração neurológica precoce após trombólise intravenosa de AVC de circulação anterior vs posterior: uma análise secundária do INTRECIS. Sci Rep. 2022;12(1):3163.
69 Lee DH, Sung JH, Yi HJ, Lee MH, Song SY. Efeito na recanalização bem-sucedida do comprimento do trombo em imagens ponderadas por suscetibilidade na trombectomia mecânica com recuperação de stent. Current Neurovascular Research. 2021;18(1):78-84.
70 Grand T, Dargazanli C, Papagiannaki C, Bruggeman A, Maurer C, Gascou G, et al. Benefício da trombectomia mecânica no AVC isquémico agudo relacionado com êmbolo cerebral calcificado. Journal of Neuroradiology. 2022;49(4):317-23.
71. Maurer CJ, Dobrocky T, Joachimski F, Neuberger U, Demerath T, Brehm A, et al. Endovascular thrombectomy of calcified emboli in acute ischemic stroke: a multicenter study. American Journal of Neuroradiology. 2020;41(3):464-8.
72. Yamamoto N, Satomi J, Tada Y, Harada M, Izumi Y, Nagahiro S, et al. O sinal de vaso de suscetibilidade de duas camadas em imagens ponderadas em T2 * de 3 tesla é um biomarcador preditivo do subtipo de acidente vascular cerebral. Stroke. 2015;46(1):269-71.
73 Chen J, Zhang Z, Nie X, Xu Y, Liu C, Zhao X, et al. Thrombus magnetic susceptibility is associated with recanalization and clinical outcome in patients with ischemic stroke. NeuroImage: Clínica. 2022;36:103183.
74 Xuan F, Zhang M, Wenwei Y. Estudo de correlação entre deterioração neurológica precoce e microbleeds cerebrais em pacientes com oclusão aguda de pequenas artérias. Chinese Journal of Postgraduates of Medicine. 2023:488-94.
75. Aoki J, Iguchi Y, Urabe T, Yamagami H, Todo K, Fujimoto S, et al. Microbleeds and clinical outcome in acute mild stroke patients treated with antiplatelet therapy: ADS post-hoc analysis. Jornal de neurociência clínica. 2021;89:216-22.
76 . Choi K-H, Kim J-H, Kang K-W, Kim J-T, Choi S-M, Lee S-H, et al. Impacto das micro-hemorragias no resultado após a recanalização em doentes com AVC isquémico agudo. Stroke. 2019;50(1):127-34.
77 Berge E, Whiteley W, Audebert H, De Marchis G, Fonseca A, Padiglioni C. Diretrizes da European Stroke Organisation (ESO) sobre trombólise intravenosa para acidente vascular cerebral isquêmico agudo. Eur Stroke J. 2021; 6 (1): I-LXII. Eur Neurol. 2022;85:349-66.
78 Sousanidou A, Tsiptsios D, Christidi F, Karatzetzou S, Kokkotis C, Gkantzios A, et al. Exploring the Impact of Cerebral Microbleeds on Stroke Management. Neurology International. 2023;15(1):188-224.
79 Zhou Z, Malavera A, Yoshimura S, Delcourt C, Mair G, Salman RA-S, et al. Clinical prognosis of FLAIR hyperintense arteries in ischaemic stroke patients: a systematic review and meta-analysis. Jornal de Neurologia, Neurocirurgia e Psiquiatria. 2020;91(5):475-82.
80. Nave AH, Kufner A, Bücke P, Siebert E, Kliesch S, Grittner U, et al. Vasos hiperintensos, colateralização e resultado funcional em pacientes com AVC que recebem tratamento endovascular. AVC. 2018;49(3):675-81.
81. Zhu L, Gong S, Zhu X, Zhang R, Ren K, Zhu Z, et al. Hiperintensidade vascular FLAIR: um marcador desfavorável de deterioração neurológica precoce e prognóstico a curto prazo em pacientes com AVC isquémico agudo. Ann Palliat Med. 2020;9:3144-51.

82 Kim D-H, Lee Y-K, Cha J-K. A hiperintensidade vascular FLAIR proeminente é um preditor de resultados desfavoráveis em pacientes com AVC isquêmico não trombolítico com sintomas leves e oclusão de grandes artérias. Fronteiras em Neurologia. 2019;10:722.
83 Lee H-j, Kim T, Koo J, Kim Y-D, Na S, Choi YH, et al. Multiple chronic lacunes predicting early neurological deterioration and long-term functional outcomes according to TOAST classification in acute ischemic stroke. Neurological Sciences. 2023;44(2):611-9.
84. Xie X, Xiao J, Wang Y, Pan L, Ma J, Deng L, et al. Modelo preditivo de deterioração neurológica precoce em pacientes com AVC isquémico agudo: um estudo de coorte retrospetivo. Journal of Stroke and Cerebrovascular Diseases. 2021;30(3):105459.
85 Lee S-J, Lee D-G. Distribution of atherosclerotic stenosis determining early neurologic deterioration in acute ischemic stroke. Plos One. 2017;12(9):e0185314.
86. Wang C, Yi X, Zhang B, Liao D, Lin J, Chi L. Clopidogrel mais aspirina previne a deterioração neurológica precoce e melhora o resultado de 6 meses em pacientes com acidente vascular cerebral agudo por aterosclerose de grandes artérias. Clinical and Applied Thrombosis/Hemostasis. 2015;21(5):453-61.
87. Kimura T, Tucker A, Sugimura T, Seki T, Fukuda S, Takeuchi S, et al. Terapia antiplaquetária combinada ultra-precoce com cilostazol para a prevenção de doença ateromatosa de ramo: um estudo prospetivo multicêntrico. Cerebrovascular Diseases Extra. 2017;6(3):84-95.
88. Wang Y, Wang Y, Zhao X, Liu L, Wang D, Wang C, et al. Clopidogrel com aspirina em acidente vascular cerebral menor agudo ou ataque isquémico transitório. New England Journal of Medicine. 2013;369(1):11-9.
89. Johnston SC, Easton JD, Farrant M, Barsan W, Conwit RA, Elm JJ, et al. Clopidogrel e aspirina em AVC isquémico agudo e AIT de alto risco. New England Journal of Medicine. 2018;379(3):215-25.
90. Powers WJ, Rabinstein AA, Ackerson T, Adeoye OM, Bambakidis NC, Becker K, et al. Diretrizes para o manejo precoce de pacientes com AVC isquêmico agudo: atualização de 2019 das diretrizes de 2018 para o manejo precoce do AVC isquêmico agudo: uma diretriz para profissionais de saúde da American Heart Association / American Stroke Association. Stroke. 2019;50(12):e344-e418.
91 Cappellari M, Bovi P, Moretto G, Zini A, Nencini P, Sessa M, et al. O estudo THRombolysis and statins (THRaST). Neurology. 2013;80(7):655-61.
92. van Dongen MME, Aarnio K, Martinez-Majander N, Pirinen J, Sinisalo J, Lehto M, et al. Uso de estatinas após acidente vascular cerebral isquémico em adultos jovens e sua associação com o resultado a longo prazo. AVC. 2019;50(12):3385-92.
93 Yang W-Y, Li Y-F, Wang Z-R, Yu T-X, Xu D-J, Yang N, et al. Terapia combinada de estatina intensiva mais rt-PA intravenoso em acidente vascular cerebral isquêmico agudo: o ensaio clínico randomizado INSPIRE. Journal of neurology. 2021;268:2560-9.
94 Ensaio A. Ensaio Controlado Randomizado de Terapia com Estatina Precoce Versus Retardada em Pacientes com AVC Isquémico Agudo. AVC. 2017;48(11):3057-63.
95. Yen-Chu H, Lee J-D, Weng H-H, Lin L-C, Tsai Y-H, Yang J-T. Estatina e terapia antiplaquetária dupla para a prevenção de deterioração neurológica precoce e acidente vascular cerebral recorrente na doença ateromatosa do ramo: um protocolo para um estudo prospetivo de braço único usando um controle histórico para comparação. BMJ open. 2021;11(11):e054381.
96. Siegler JE, Boehme AK, Albright KC, George AJ, Monlezun DJ, Beasley TM, et al. Uma proposta para a classificação das etiologias da deterioração neurológica após AVC isquémico agudo. Journal of Stroke and Cerebrovascular Diseases. 2013;22(8):e549-e56.
97. Nair SB, Somarajan D, Pillai RK, Balachandran K, Sathian S. Predictors of early neurological deterioration following intravenous thrombolysis: Difference between risk factors

for ischemic and hemorrhagic worsening. Anais da Academia Indiana de Neurologia. 2022;25(4):627.
98 Awadh M, MacDougall N, Santosh C, Teasdale E, Baird T, Muir KW. Acidente vascular cerebral isquémico recorrente precoce que complica a trombólise intravenosa para acidente vascular cerebral: incidência e associação com fibrilhação auricular. Stroke. 2010;41(9):1990-5.
99 Dowlati E, Sarpong K, Kamande S, Carroll AH, Murray J, Wiley A, et al. O índice neurológico anormal da pupila está associado a edema cerebral maligno após trombectomia mecânica em doentes com oclusão de grandes vasos. Neurological Sciences. 2021:1-10.
100. Romagnosi F, Bernini A, Bongiovanni F, Iaquaniello C, Miroz J-P, Citerio G, et al. Índice neurológico da pupila para a previsão precoce do resultado em pacientes com lesão cerebral aguda grave. Brain Sci. 2022;12(5):609.
101 Huang Z-X, Wang Q-Z, Dai Y-Y, Lu H-K, Liang X-Y, Hu H, et al. Early neurological deterioration in acute ischemic stroke: A propensity score analysis. Jornal da Associação Médica Chinesa. 2018;81(10):865-70.
102. Simonsen CZ, Schmitz ML, Madsen MH, Mikkelsen IK, Chandra RV, Leslie-Mazwi T, et al. Early neurological deterioration after thrombolysis: clinical and imaging predictors. International Journal of Stroke. 2016;11(7):776-82.
103 Stokum JA, Gerzanich V, Simard JM. Fisiopatologia molecular do edema cerebral. Journal of Cerebral Blood Flow & Metabolism. 2016;36(3):513-38.
104 Liebeskind DS, Jüttler E, Shapovalov Y, Yegin A, Landen J, Jauch EC. Edema cerebral associado a grande infarto hemisférico: implicações para o diagnóstico e tratamento. Stroke. 2019;50(9):2619-25.
105 Liebeskind DS, Kim D, Starkman S, Changizi K, Ohanian AG, Jahan R, et al. Collateral failure? Trombectomia mecânica tardia após trombólise intravenosa falhada. Journal of Neuroimaging. 2010;20(1):78-82.
106 Shuaib A, Butcher K, Mohammad AA, Saqqur M, Liebeskind DS. Collateral blood vessels in acute ischaemic stroke: a potential therapeutic target. The Lancet Neurology. 2011;10(10):909-21.
107. Chen C, Parsons MW, Levi CR, Spratt NJ, Miteff F, Lin L, et al. Explorando a relação entre o volume do núcleo isquémico e os resultados clínicos após trombectomia ou trombólise. Neurology. 2019;93(3):e283-e92.
108. Campbell BC, Christensen S, Tress BM, Churilov L, Desmond PM, Parsons MW, et al. A falha do fluxo sanguíneo colateral está associada ao crescimento do enfarte no AVC isquémico. Journal of Cerebral Blood Flow & Metabolism. 2013;33(8):1168-72.
109 Rocha M, Jovin TG. Progressores rápidos versus lentos do crescimento do infarto no AVC por oclusão de grandes vasos: implicações clínicas e de pesquisa. Stroke. 2017;48(9):2621-7.
110. Seners P, Hurford R, Tisserand M, Turc G, Legrand L, Naggara O, et al. A deterioração neurológica precoce inexplicada após trombólise intravenosa está associada à extensão do trombo? Stroke. 2017;48(2):348-52.
111 Lemkes BA, Hermanides J, DeVries JH, Holleman F, Meijers JC, Hoekstra JB. Hiperglicemia: um fator pró-trombótico? Journal of Thrombosis and Haemostasis. 2010;8(8):1663-9.
112 He L, Wang J, Wang F, Zhang L, Zhang L, Zhao W, et al. O comprimento do sinal do vaso de suscetibilidade prevê deterioração neurológica precoce em acidente vascular cerebral isquêmico agudo menor com oclusão de grandes vasos. BMC Neurol. 2021;21(1):1-8.
113 Seners P, Delepierre J, Turc G, Henon H, Piotin M, Arquizan C, et al. O comprimento do trombo prevê a falta de recanalização precoce pós-trombólise em acidente vascular cerebral menor com oclusão de grandes vasos. AVC. 2019;50(3):761-4.

114 Fitzgerald S, Mereuta OM, Doyle KM, Kallmes DF, Brinjikji W. Correlação da imagiologia e da histopatologia dos trombos no AVC isquémico agudo com a etiologia e o resultado. Journal of neurosurgical sciences. 2019;63(3):292.
115 Galovic M, Ferreira-Atuesta C, Abraira L, Döhler N, Sinka L, Brigo F, et al. Convulsões e epilepsia após acidente vascular cerebral: epidemiologia, biomarcadores e gestão. Drugs & aging. 2021;38:285-99.
116 Ma S, Fan X, Zhao X, Wang K, Wang H, Yang Y. Fatores de risco para convulsões de início precoce após acidente vascular cerebral: uma revisão sistemática e meta-análise de 18 estudos observacionais. Brain and Behavior. 2021;11(6):e02142.
117 Bogousslavsky J, Martin R, Regli F, Despland P-A, Bolyn S. Agravamento persistente das sequelas de AVC após convulsões tardias. Archives of neurology. 1992;49(4):385-8.
118 Westendorp WF, Nederkoorn PJ, Vermeij J-D, Dijkgraaf MG, de Beek Dv. Infeção pós-acidente vascular cerebral: uma revisão sistemática e meta-análise. BMC Neurol. 2011;11(1):1-7.
119. Xu J, Yalkun G, Wang M, Wang A, Wangqin R, Zhang X, et al. Impacto da infeção no risco de AVC recorrente em doentes com AVC isquémico agudo. Stroke. 2020;51(8):2395-403.
120. Suda S, Aoki J, Shimoyama T, Suzuki K, Sakamoto Y, Katano T, et al. A infeção associada ao AVC prevê independentemente o mau resultado funcional e a mortalidade em 3 meses. Jornal de neurologia. 2018;265:370-5.
121 Kamel H, Iadecola C. Interações cérebro-imunes e acidente vascular cerebral isquémico: implicações clínicas. Archives of neurology. 2012;69(5):576-81.
122 Becker KJ, Dankwa D, Lee R, Schulze J, Zierath D, Tanzi P, et al. Stroke, IL-1ra, IL1RN, infection and outcome. Neurocrit Care. 2014;21:140-6.
123 Cao Y, Wang F, Cheng Q, Jiao X, Lv X. Os níveis de glicose no sangue em jejum afectam o tempo de hospitalização e as taxas de recaída e mortalidade de pacientes com enfarte cerebral. Revista Internacional de Medicina Clínica e Experimental. 2015;8(7):11508.
124 Lv P, Zhang L, Chen X. O nível de pressão de pulso após um acidente vascular cerebral isquémico agudo está associado a uma deterioração neurológica precoce. Experimental and Therapeutic Medicine. 2024;27(2):1-6.
125 Castillo J, Leira R, García MM, Serena J, Blanco M, Dávalos A. A diminuição da pressão arterial durante a fase aguda do AVC isquémico está associada a lesões cerebrais e a um mau resultado do AVC. Stroke. 2004;35(2):520-6.
126 Ryu J-C, Bae J-H, Ha SH, Chang JY, Kang D-W, Kwon SU, et al. Variabilidade da pressão arterial e deterioração neurológica precoce de acordo com as categorias de risco de doença renal crónica em doentes com AVC isquémico menor. Plos One. 2022;17(9):e0274180.
127 Seners P, Baron J-C. Revisitando o "AVC progressivo": incidência, preditores, fisiopatologia e gestão da deterioração neurológica precoce inexplicável após AVC isquémico agudo. Jornal de neurologia. 2018;265(1):216-25.
128. Zhu Y, Wu M, Wang H, Zheng Y, Zhang S, Wang X, et al. Daily blood pressure variability in relation to neurological functional outcomes after acute ischemic stroke. Frontiers in Neurology. 2023;13:958166.
129 Jung H-J, Ryu J-C, Joon Kim B, Kang D-W, Kwon SU, Kim JS, et al. Janela de tempo para hipertensão induzida em acidente vascular cerebral oclusivo de pequenos vasos agudos com deterioração neurológica precoce. Acidente Vascular Cerebral. 2023.

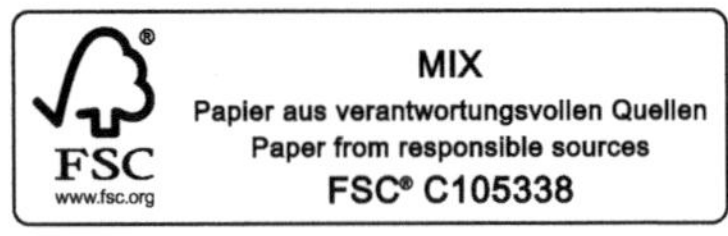

Printed by Books on Demand GmbH, Norderstedt / Germany